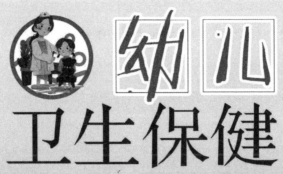

幼儿
卫生保健

YOUER
WEISHENG BAOJIAN

周菊花◎主编

U0222435

长江出版传媒 ⑯ 湖北科学技术出版社

图书在版编目（ＣＩＰ）数据

幼儿卫生保健 / 周菊花主编. -- 武汉 ： 湖北科学
技术出版社，2021.7
ISBN 978-7-5706-1365-6

Ⅰ．①幼… Ⅱ．①周… Ⅲ．①幼儿－卫生保健 Ⅳ.
①R174

中国版本图书馆 CIP 数据核字(2021)第 061902 号

责任编辑：兰季平　　　　　　　　　　　　封面设计：曾雅明
编辑助理：罗珈玫

出版发行：湖北科学技术出版社　　　　　　电话：027-87679468
地　　址：武汉市雄楚大街 268 号　　　　　邮编：430070
　　　　　（湖北出版文化城 B 座 13-14 层）
网　　址：http：//www.hbstp.com.cn
印　　刷：固安兰星球彩色印刷有限公司　　邮编：102800
710mm×1000mm　　　　1/16　　　　　　14.5 印张　　245 千字
2021 年 7 月第 1 版　　　　　　　　　2021 年 7 月第 1 次印刷
　　　　　　　　　　　　　　　　　　　　　　　定价：68 .00 元

前　言

　　健康，是人类生存和生活的基本前提。婴幼儿自诞生之日起，长辈们就期望其能健康、幸福；人们也常常在对亲朋好友的祝福中写道：祝您健康！对于每一个人来说，健康都是十分宝贵的财富，是人一生中所渴望得到的，是人类的基本需求。

　　那么，你了解健康的真正含义吗？你知道如何对幼儿进行保健，为宝贝的健康成长保驾护航吗？

　　婴幼儿时期是人生发展的最初阶段。在这一阶段中，婴幼儿身体和心理能否得到健康的发展，不仅关系到婴幼儿现阶段的发展及其一生的健康，而且还关系到社会的发展、人类的进步以及民族、国家的兴旺。保证幼儿正常的生长发育，促使幼儿身心健康发展，是托儿所、幼儿园的重要任务。

　　幼儿不仅生活在家庭、托幼机构中，还生活在更为复杂、更为广泛的社会环境中。一个社区、地区，乃至国家、国际社会的发展状况，以及对幼儿的关心和保护机制，都会直接或间接地影响到幼儿的发展与健康。

　　本书共分七章，分别从保健基础知识、幼儿身体发育特征、幼儿的心理卫生、幼儿的饮食起居、幼儿常见疾病的防治及意外事件的处理、托幼园所环境的卫生要求、生活管理等方面讲述幼儿的卫生保健，让教师和家长准确掌握幼儿成长阶段的身心特点，有步骤、有底气、讲科学、讲方法地做好幼儿的保健护理工作，面对问题时不慌不乱，保障幼儿的健康成长。周菊花撰写了第一章到第四章的内容，共计12.5万字；陶君撰写了第五章、第六章的内容，共计6万字，马丽皓撰写了第七章的内容，共计5万字。

　　由于作者水平有限，时间仓促，书中不足之处在所难免，望各位读者、专家不吝赐教。

目　录

第一章　保健基础知识

课前预习

1.健康不仅包括_____，还包括_____。

2._____是心理的物质基础，健全的_____是心理发展的基本保证，只有身体各个器官、系统发育正常、功能良好，才能保证得到正常发挥和良好发展。

3.保健学家通常将影响幼儿健康的因素分为以下四类：
①_____；②_____；③_____；④_____。

4._____是儿童早期生活最基本的社会环境。

第一节　幼儿的健康

一、健康的概念

我们都希望祖国的花朵健康快乐地成长。

过去，人们普遍认为，健康就是没有疾病，健康的儿童就是能吃、能睡、不生病，或是长得白白胖胖、结结实实的。其实，这些理解都是不够完整的。

对于健康概念的研究，最早当属医学领域。随着社会的进步、医学的发展，以及人们对自身认识的不断深入，人们逐渐认识到只从生物学的角度来理解健康是很不全面的。因为，人不仅仅是生物的人，而且也是社会的人，是生物属性和社会属性共存的一个有机整体。人不仅有生理活动，而且还有心理活动，以及对社会环境、社会事件的适应和反应。

医学研究不断证实，不仅生物因素会导致疾病，而且许多心理因素、社会因素也会作用于机体，引起疾病的发生，影响人的健康。

研究发现，随着现代社会的发展、科技的进步，影响人类疾病和死亡的因素发生了很大的变化。传染病和寄生虫病已不再是威胁人类健康的主要疾病了，取而代之的则是心脑血管病、恶性肿瘤和肥胖这三大非传染性疾病，因而也被称之为"现代文明病"。研究发现，这三大疾病的产生原因主要是由于人的精神紧张、情绪压抑及不良的生活方式等心理、社会的因素。心理和社会等方面的因素，对人所产生的不良情绪反应，会改变体内激素平衡，影响机体的代谢过程，降低免疫系统的功能，从而增加了机体对细菌和病毒等的感染机会，导致人产生疾病。

因此，对于幼儿来说，健康不仅仅是身体各器官系统发育正常、功能良好、没有疾病和身体缺陷，而且还应该具有情绪愉快、开朗乐观等良好的心理状态，以及对社会环境较好的适应能力。

由于良好的心理状态和社会适应能力均属于心理健康的范畴，因此，"健康"这一概念主要包含身体健康和心理健康两大方面。同时，又因为身体健康与心理健康之间是相互关联的，因而，对于健康概念的理解，还应该考虑其两者之间的关系。

健康，一方面应是身体的健康。人的认知、情感、行为等方面的发展，都需要建立在健康的身体之上。身体是心理的物质基础，健全的大脑是心理发展的基本保证，只有身体各个器官、系统发育正常、功能良好，才能保证心理功能得到正常发挥和良好发展，因此，身体健康是心理健康的基础，人要在社会中求得生存并得到发展，首先必须有健康的身体。另一方面，一个人的心理发展状态（尤其是人的情绪、个性特征和对于社会的适应能力）对于身体的健康也会产生重要的影响，心理健康又是身体健康的必要条件。

综上所述，整体的健康观应该包括以下主要的内容。①健康这一概念主要包含身体健康和心理健康两个层面。②身体健康与心理健康之间是密切关联、相互影响的。身体健康是心理健康的基础，心理健康又是身体健康的必要条件。

一个人只有身体和心理两个方面都处于健全、良好的状态，相互协调发展，才能成为一个真正健康的人。

明确"健康"概念的含义，树立起整体的健康观，是从事幼儿教育工作的观念基础，幼儿教育的最终目标就是要促使幼儿身心和谐、健康的发展。

二、维护和增进幼儿健康的重要意义

从婴幼儿的身体发展来看，婴幼儿时期，正处于一个人生命刚刚起步、开始发展的阶段，其身体的基础还相当薄弱：身体各个器官、系统的发育不够成熟，机体组织比较柔嫩，机能不够完善，机体对自然环境影响的调节和适应能力较差，对疾病的抵抗能力较弱，机体易受损伤、易感染各种疾病，而且，肌肉的力量也较弱，耐力较差，动作不够平稳、准确、灵敏和协调，身体素质较薄弱。但同时，婴幼儿时期的生长发育又十分迅速和旺盛，处于不断发展的阶段，这就为发展幼儿的身体提供了最有利和有效的时机。维护和增进幼儿身体健康乃是婴幼儿时期的首要任务，它是实现幼儿全面、和谐发展的基础和重要条件。

婴幼儿时期是心理发育和发展的重要时期。幼儿对于外界环境及其变化的影响十分敏感，极易受到各种不良因素的影响，心理能力很脆弱，自我评价和自我调节的能力还很差，而且，幼儿的心理与身体之间又是相互关联、相互影响的。大量的研究与事实已证明，幼儿的情绪、行为，以及对自我的认识与态度等心理方面的因素，对其身体的发育和发展具有相当重要的影响。因而，我们要爱护幼儿、尊重幼儿，注意保护幼儿的心理不受伤害，使幼儿能在托儿所、幼儿园中愉快地生活和学习，同时，也要努力培养幼儿积极的情绪情感、和谐的个性以及良好的社会适应能力。这不仅有助于幼儿心理的健康发展，而且也能为幼儿身体健康的发展提供必要的条件。不仅如此，幼儿身心的健康发展，还将为其一生的健康奠定良好的基础。

婴幼儿时期是培养合格公民的重要时期。从社会的发展来看，现代社会需要身心健康的公民去从事社会的各项工作，这是促使社会进步与发展的重要条件。而重视幼儿的身心健康，不断地提高幼儿的健康水平，必将能提高新一代接班人的素质，使其将来更好地适应社会多方面发展的需要，更好地为社会做贡献。从这一点上看，它也是提高人口素质、民族素质的重要方面。

三、影响幼儿健康的主要因素

影响幼儿健康的因素很多，而这些因素之间又是相互交叉、相互渗透的，它们对幼儿的健康起着综合的影响作用，因此，要将这些影响因素截然地分开是比较困难的。但为了便于分析，我们还是可以将这些因素大致地加以归类。

保健学家通常将影响幼儿健康的因素分为以下四类。

1.环境因素

学前儿童正处于身体发展的关键时期，任何环境的变化都有可能影响他们的健康成长。学前儿童营养中各种营养素摄入过量或不足，都可能引起病症，或者他们的生活环境中的重金属含量超标皆可导致其急性或慢性中毒。这是目前面临的化学因素。还有一些物理因素，如气候的酷暑严寒，空气湿度、气压或气流的突变，电离辐射，噪声等变化都会影响学前儿童的健康。

另外，学前儿童经由饮食、饮水、呼吸、皮肤接触、医疗事故等途径，可感染各种致病性细菌。特别是饮食卫生。俗话说：病从口入。我们人每天都要吃很多不同的食物，儿童会比我们少很多，但仍要注意他们的饮食安全。在家中养成吃东西以前洗手的习惯、生吃瓜果要洗净、不吃腐烂变质的食物等等。在学校要做好食品的采购、运输、贮存等过程的卫生工作，防止食品源污染及食品中毒事故发生。学校食堂必须保持环境整洁，消除苍蝇、老鼠等有害昆虫及其孳生条件。学校食堂工作人员、炊事管理人员必须每年进行健康体检。

2.卫生保健设施

儿童保健的社会服务包括保健设施的完善程度直接影响着幼儿的健康状况。我国已经形成了一个儿童保健的网络系统。这对托幼机构进行了十分严格的规定，保健服务不仅应体现在供给符合营养要求的食品、供给安全用水和基本环境卫生设施、开展预防接种和预防常见疾病等方面。

为了有益幼儿的身体健康，平时也应让孩子多锻炼，学会"跌倒"，增强自我保护本能、少用学步车，尽量让孩子动手脚，增强平衡能力，以减少摔倒的机会、同时父母也要加强对孩子的保护。要注意安全，不要让孩子运动量过大、运动强度过高。适度的运动才有利于孩子的身心健康发展。

3.机体自身因素

首先是遗传因素。关于这点，就完全在于家长了。受家长的遗传因素影响，孩子有可能会得一些先天性的遗传疾病或缺陷。

其次是生理因素。比如细胞、组织、器官和系统的机能，以及在不同环境下机体的各个组成部分和整体的反应。特别是由于病变、外伤、中毒等原因而引起儿童神经系统，特别是脑的损伤，会随之发生个体生理活动失常，还可引起各内脏器官质性或功能性的继发改变。

4.生活方式

生活方式不仅有合理平衡的膳食、饮食习惯及生活规律等，还应有对待生活方式的行动过程。特别是儿童，对于什么都好奇是他们的年龄特征，因此，特别容易做出一些危险的事情。如果其监护人安全意识缺失的话，就极易导致幼儿的身体健康出现问题。如在家中，父母粗心大意导致孩子被开水烫到、爬到窗台等高处摔下来；在幼儿园，由于幼师的照顾不周，导致小朋友们之间相互打闹，误吞学习用品等。

第二节 幼儿的保健

刚刚出生的婴儿，是一个十分孱弱的个体，他无法离开成人而独自在社会中生存。他弱小得甚至无法移动自己的身体，更无法自己去寻找食物……人类赖以生存的所有的基本需要，都必须通过成人而获得。即使是在幼儿期，幼儿也尚不具备独立生存的能力，其自我照料、自我保护的能力，以及知识经验等都比较缺乏，也必须依赖于成人而生存和生活。

婴幼儿的这种依赖性，决定了成人要为他们提供必需的生活环境与条件，要给予他们精心的照顾与养育，这是婴幼儿得以生存和健康成长的重要保证。有关这方面的工作，在托儿所、幼儿园中通常称为保健工作。

幼儿的保健工作是托儿所、幼儿园工作的重要组成部分，而且，幼儿的年龄越小，其保健工作的重要性也就越加显得突出。

一、保健的概念

传统的保健，主要是指对幼儿的身体方面进行保护和照顾，这种理解是很不完整的。随着健康概念的日趋完善以及人们对幼儿生理、心理和教育的深入研究与探讨，有关幼儿保健的概念也在不断地得到扩展和深化。

保健，是指成人为幼儿的生存与发展提供必需的、良好的环境和条件，给予幼儿精心的照顾和养育，以保护和促进幼儿正常发育和良好发展。它包括对幼儿的身体保健和心理保健两个方面。

身体保健，是指对幼儿身体及其机能的保护、照顾与促进。它既包括对幼儿的身体进行保护和照顾，使其不受伤害，能正常发育，同时，也包括采取各种保健手段与措施，以促进幼儿身体机能的发展和完善。

例如，当外界气温变冷时，幼儿教师应及时地为幼儿添加衣物或提醒幼儿添加衣物，防止幼儿身体受凉，这就是对幼儿的身体进行保护和照顾的过程，属于身体保健。同时，为了使幼儿的身体能更好地适应外界环境，幼儿教师还应该循序渐进地组织幼儿在户外较冷的空气中进行适当的身体锻炼，不断地提高幼儿对寒冷气候的适应能力，这便是对幼儿身体机能的促进，也属于身体保健，而且是一种积极的保健。

心理保健，是指对幼儿心理及其能力的保护与增进。它既包括幼儿的心理加以保护，使其不受伤害，能正常发育，同时，也包括对幼儿心理能力进行适当的培养，以增强幼儿的心理能力。

例如，当幼儿在活动中受到挫折而表现出伤心或退缩时，幼儿教师应该表现出对幼儿的关心和理解，这可以保护幼儿的心理不受伤害。同时，幼儿教师还应该帮助幼儿学习调节自己的情绪，使情绪能逐渐稳定下来，并积极地鼓励幼儿，使幼儿能愉快地、充满信心地投入新的活动中去。这就是对幼儿进行积极的心理保健的过程。

幼儿的身体与心理之间是相互关联的，在对幼儿进行保健的过程中，还应该考虑身体保健和心理保健的有机结合，不能顾此失彼。只有将这两者有机地结合起来，才能真正有效地维护和增进幼儿的健康。

例如，在幼儿进餐的过程中，幼儿教师要同时考虑到幼儿身体和心理两个方面的保健。幼儿园为幼儿提供营养丰富、搭配合理的膳食，这是对幼儿身体保健的重要内容，幼儿教师应尽可能引导每个幼儿都吃完一定量的食物，以满足幼儿身体生长发育的需要。但是，如果为了完成这项任务而采取消极的办法，逼迫幼儿吃，则会使幼儿对进餐过程产生消极的情绪，这不但会影响幼儿机体对食物的消化与吸收，甚至会导致幼儿逐渐产生神经性厌食。教师应该为幼儿提供一个轻松、愉快的进餐环境，积极地鼓励幼儿多吃一些食物，如果幼儿实在不想吃，则应该尊重幼儿的选择，决不能逼迫幼儿吃。

再比如，两三岁的幼儿在午睡时，总免不了偶尔会出现尿床的现象，对此，我们应该如何处理呢？是责备幼儿，还是理解和爱护幼儿？幼儿都有自尊心，如果这时幼儿教师能对幼儿表现出理解和关心，帮助幼儿悄悄地换下尿湿的裤子，把尿湿的褥子悄悄地拿出去晒一晒，并且帮助幼儿逐渐改掉尿床的毛病。这样做，不仅对幼儿的身体进行了保健，而且也对幼儿的心理进行了保健，即保护了幼儿的自尊心，帮助幼儿逐渐适应集体的生活。

因此，幼儿教师在对幼儿进行身体保健的过程中，必须同时重视对幼儿的心理保健。综上所述，全面的保健观应该包括以下主要的内容。①保健这一概念包括身体保健和心理保健两个方面。②无论是身体保健还是心理保健，都含有两层意义：一个是对身体和心理的保护和照顾，使其免受伤害，能正常发育；另一个是对身体机能和心理能力的促进和增进，使其能更好地发展和完善。③在对幼儿进行保健的过程中，要将身体保健和心理保健有机地结合起来，不能忽视任何一方，以促使幼儿的身心能得到和谐、健康的发展。

树立全面的保健观十分重要，它是做好幼儿保健工作的基础，更是维护和增进幼儿健康的重要前提和条件。

二、幼儿保健工作基本内容

托幼园所的保健工作，涉及幼儿的生活、游戏和学习等各个方面，可以说是十分繁杂的，甚至有些琐碎，但它对于幼儿的健康成长却起着不可低估的作用，是维护和增进幼儿健康的重要保证。

托儿所、幼儿园的保健工作主要包括以下几方面的内容。

（一）为幼儿提供良好的生活环境

主要包括：良好的、符合安全与卫生要求的物质环境及良好的精神环境。

（二）做好幼儿日常生活的保健工作

例如，科学、合理地安排好幼儿一日的生活，为幼儿提供科学、合理的膳食，对幼儿的进餐、睡眠、穿脱衣服、盥洗、排泄等生活环节给予精心的照顾等。

（三）做好教育过程中的保健工作

例如，注意幼儿的用眼卫生、坐姿是否正确、运动量的大小、活动时间的长短、动静交替等。

（四）做好卫生保健的工作

例如，每日对幼儿进行晨检，定期对幼儿进行健康检查，做好卫生消毒、病儿隔离、计划免疫、疾病防治等工作。

（五）做好安全管理的工作

例如，做好房屋、设备、消防、交通等安全防护和检查工作，做好药物的管理以及幼儿接送时的管理工作等。

（六）积极锻炼幼儿的身体

例如，保证幼儿每日户外活动以及户外体育活动的时间，充分利用日光、空气、水等自然因素，有计划地锻炼幼儿的身体等。

（七）做好特殊幼儿的保健工作

例如，对体弱儿、残疾儿及有心理问题的幼儿提供特殊的照顾、帮助与指导等。

三、幼儿保健工作的实施

为了做好幼儿的保健工作，更好地维护和促进幼儿的身心健康，在具体实施的过程中，应注意以下几个方面。

（一）坚持保健和教育相结合的原则

坚持保健和教育相结合，是我国托幼园所教育工作的基本原则。

幼儿的保健工作固然很重要，但为了幼儿更好地发展，对幼儿实施全面的教育也是不可缺少的。我们要培养幼儿的生活能力，要发展幼儿的心理能力，这些都需要在对幼儿进行保健与教育的过程中逐渐实现。只有将对幼儿的保健和教育紧密地、有机地联系在一起，相互兼顾、相互渗透、相互促进，才能最大限度地促进幼儿身心和谐、健康发展，共同完成幼儿教育的任务。

为此，幼儿教师在实际工作中，既要做好幼儿身心的保健工作、幼儿的教育和培养工作，又要在保健的过程中对幼儿进行必要的教育，在教育的过程中实施一定的保健，做到保中有教，教中有保，保教结合。

例如，幼儿绘画活动通常属于教育活动的范畴，幼儿教师在组织幼儿进行这一活动的时候，需要注意到幼儿身体的保健，如坐姿与握笔姿势是否正确、光线来源与亮度是否合理、幼儿用眼时间与握笔时间的长短等。同时，幼儿教师还应该利用这一过程，对幼儿进行适当的引导和帮助，逐步培养幼儿良好的坐姿和握笔姿势，教育幼儿爱护自己的眼睛、讲究用眼卫生，这就做到了在教育过程中实施保健，在保健过程中进行教育。

再比如，帮助幼儿穿脱衣服是一个最常见的对幼儿进行身体保健的过程。为了培养幼儿的生活能力，幼儿教师还应该通过这一过程来发展幼儿，注意保健和教育相结合，逐步帮助幼儿学会自己穿脱衣服，培养幼儿的生活自理能力。

（二）保健工作需要全体工作人员的共同努力

托幼园所的保健工作，不只是幼儿教师和保健员的工作，它更需要医务、保健人员的参与及全体工作人员的共同配合。

幼儿的卫生保健工作，主要依靠医务、保健人员的具体负责与实施，幼儿膳食的烹调过程，需要厨房工作人员的直接参与；而幼儿入园、离园时的安全，则离不开园所大门管理人员的配合……只有托幼园所的全体工作人员相互配合，协同工作，才有可能将幼儿的保健工作圆满完成。

（三）保健工作需要得到家庭的支持与配合

家庭也是幼儿生活的环境，家长理应承担起维护和增进幼儿健康的重任。要做好幼儿的保健工作，只靠托幼园所单方面的努力尚且不够，还需要得到幼儿家庭的支持与配合。

例如，有些新入园的幼儿，由于不太适应幼儿园的环境，午睡时常常不能很快地入睡或者是会较早地醒来，午睡时间明显不足，而且，幼儿第二天还要早早地起来上幼儿园，这很可能会使幼儿每日的睡眠时间不够充足，长此下去将会影响幼儿的生长发育。为此，幼儿教师除了要做好幼儿午睡时的保健工作，还需要及时地与幼儿的家长取得联系，告诉家长幼儿午睡时的情况，并建议家长让幼儿能在晚上早些就寝，适当调整幼儿在家里的生活作息时间，双方相互配合，共同保证幼儿能有充足的睡眠时间，以确保幼儿健康地成长。

有关幼儿身体保健和心理保健的具体内容与知识，将在随后的有关章节中做详细的阐述，在此做概要性的论述。

第三节　幼儿的健康教育

由于幼儿在各方面的能力都比较差，这就需要成人在幼儿的生活和活动等各个方面给予他们精心的照顾、爱护和帮助，与此同时，成人也应该利用一切有利因素，对幼儿进行必要的健康教育。

一、幼儿健康教育的意义

健康教育是以促进人们的健康为目的、以教育为手段的一门新兴学科。在教育领域，作为人的培养与塑造工程，健康教育又是人的全面发展教育、人口素质教育的重要组成部分。

（一）对幼儿进行健康教育，有利于幼儿身心健康发展

对幼儿进行健康教育，就是要向幼儿传授基本的健康知识，帮助幼儿逐步形成有益于健康的行为和习惯，提高幼儿自我保健和自我保护的意识与能力，从而达到提高幼儿的生活质量和健康水平，促进其身心和谐、健康发展的目的。这不仅有益于幼儿的身心健康，而且还将为其一生的健康打下良好的基础，使其受益终生。

幼儿健康教育的实质，就是要把通向健康之门的金钥匙交给幼儿，使幼儿能逐步学会关心自己的健康，成为自己健康的小主人。因而，它是帮助幼儿获得维护和促进自身健康的一种积极的、重要的途径。

（二）对幼儿进行健康教育，是社会发展的需要

世界卫生组织把健康教育作为20世纪90年代促进全球初级卫生保健的战略重点。1988年第13届世界健康教育大会上明确提出：健康教育应该从小抓起，要让健康教育系统地走上托幼机构和中小学校的课堂。在1991年召开的第14届世界健康教育大会上，更是突出地强调健康教育的重点是儿童和青少年。重视幼儿的健康教育，已逐渐成为当今世界健康教育发展的重要趋势之一。

我国卫生工作的基本方针是以预防为主。把健康教育纳入托幼园所的教育之中，从幼儿抓起，以预防为主，这是提高全民族素质的基础环节。

幼儿是未来世纪的主人，他们的态度、行为、习惯以及健康状况对未来的

社会面貌将会产生决定性的影响。对幼儿进行健康教育，就是对未来世纪进行投资，因为，他们是未来的父母，未来的公民，未来的领导人。只有实现了个体的身心健康，才能促进整个社会健康。

二、幼儿健康的任务

健康教育与一般教育一样，关系到人们的认识、态度和行为。幼儿健康教育的任务也主要体现在这三个方面。

（一）帮助幼儿获得有关维护和促进健康的基本知识

健康知识的获得，是帮助幼儿树立起对健康的正确态度、形成健康行为的基础。幼儿对于健康的态度、信念以及健康行为、习惯的养成，通常是建立在对健康正确认识的基础之上的。帮助幼儿获得有关维护和促进健康的基础知识，是对幼儿进行健康教育的基础。应该设法使幼儿不仅懂得为了自己的健康乃至他人的健康，"我应该怎样去做""我不应该怎样做"，而且还应知道"否则会出现什么样的后果"。

为幼儿所选择的知识，既要考虑适合幼儿身心发育和发展的特点以及他们的理解与接受能力，又要考虑与幼儿的日常生活密切相关。对于年龄较小的幼儿，不必要求知识的系统性，可以根据幼儿所处的环境特点及幼儿发展的需要进行有关的教育。对于年龄较大的幼儿，可以帮助他们适当地进行知识的归纳与概括，使幼儿获得的健康知识能比较系统些，不断地提高幼儿分析、归纳、综合和解决问题的能力。但无论怎样，给予幼儿的知识都必须注意其科学性与可接受性。

（二）帮助幼儿逐步树立起对健康的正确态度

帮助幼儿树立起对健康的正确态度，也是幼儿健康教育的重要任务。一个人对于健康的态度如何，不仅表明了他的行为倾向，而且，它还能对行为起到直接的干预作用。

应该帮助幼儿逐步学会关心自己的健康，树立起"我要爱护我自己""我要做健康的小主人"的意识和正确态度，使幼儿相信：我自己能照顾好自己，只要自己能掌握必要的知识与技能，养成良好的行为和习惯，注意到自我保健和自我保护，自己便可以成为健康的小主人。

幼儿对于健康的正确态度的形成，是促使幼儿将有关健康的知识转化为健康行为和习惯的动力。当幼儿对健康有了一定的正确态度以后，他就会变得更加注意自己的行为方式，更加积极地获取有关健康的知识，而当面临健康的问题时也就会变得更加审慎地行事。一旦幼儿形成了较为稳定的态度，将有可能对其一生的行为产生持久性的影响。

（三）帮助幼儿形成健康的行为和习惯

健康教育的主要任务和最终目的就是要促使人们建立和形成有益于健康的行为和习惯。只有将健康的知识和对健康的正确态度转化为健康的行为，才能真正地达到维护和促进健康的目的。

因此，我们应该逐步使幼儿认识到：只有按照健康的知识去做，才能获得真正的健康。教师应努力地帮助幼儿在日常生活中逐步改掉不利于健康的行为和习惯，使其形成健康的行为和习惯。

幼儿阶段正是行为习惯形成的关键时期。幼儿的健康教育应注重在幼儿尚未受到不良的生活、卫生行为影响之前，就予以适时、适当的健康教育，这对幼儿健康行为的形成将能收到事半功倍的效果。而在生活中经常地、不断地引起幼儿健康的行为，则有助于幼儿建立起比较稳固的动力定型，从而形成健康的行为习惯。

以上幼儿健康教育的三项任务是相互联系、相互作用的，健康知识的获得是基础，正确的态度是形成健康行为的动力，而养成健康的行为习惯则是最终的目的。在对幼儿进行健康教育的时候，一定要处理好这三者之间的相互关系，把它们有机地结合起来，相互渗透、相互促进，最终达到增进幼儿身心健康的目的。

三、幼儿健康教育的内容

幼儿的健康教育主要涉及四个方面的内容：生活卫生教育、安全教育、体育锻炼及心理卫生教育。

（一）生活卫生教育

幼儿生活卫生教育的主要目的在于：帮助幼儿获得日常生活中必需的、基本的生活知识和卫生知识，培养幼儿良好的生活习惯、卫生习惯和初步的生活自理能力，逐步提高幼儿自我保健的意识和能力，使幼儿逐步学会以健康的方式来生活。幼儿的生活卫生教育具体包括以下几个方面：个人卫生习惯的培养、生活自理能力的培养、健康的生活方式的教育、预防保健的教育、保持环境整洁的教育等。

（二）安全教育

幼儿安全教育的主要目的在于：帮助幼儿获得和掌握日常生活中最基本的安全知识和技能，使幼儿逐步懂得爱护自己和他人，不断地增强幼儿自我保护的意识和能力。幼儿的安全教育具体包括以下几个方面：基本的安全知识的教育、自我保护意识的培养、保护自己不受伤害或少受伤害的能力培养等。

（三）体育锻炼

幼儿体育锻炼的主要目的在于：激发幼儿参加体育活动的兴趣，培养幼儿积极锻炼身体的良好态度、行为与习惯，促使幼儿身体正常发育和机能的协调发展，发展幼儿的体能，同时，帮助幼儿获得一些基本的体育卫生知识，培养幼儿勇敢、不怕困难等良好的心理品质。幼儿的体育锻炼具体包括以下几个方面：体育活动兴趣与习惯的培养，全面协调地发展幼儿的体能、基本的体育卫生知识的教育等。

（四）心理卫生教育

幼儿心理卫生教育的主要目的在于：培养幼儿良好的心理品质，增强幼儿自身的心理强度，提高幼儿对社会生活的适应能力。幼儿的心理卫生教育具体包括以下几个方面：情绪情感的教育、社会交往能力的培养、自我价值感的培养、性教育等。

幼儿健康教育的内容虽然可以相对地分为上述四个方面，但由于这些内容之间存在着一定的交叉、渗透和关联，因此，在对幼儿进行健康教育的时候，应该将上述几个方面综合地加以考虑，注意它们之间的相互渗透、相互影响和相互促进，只有这样，才能使教育成为一个有机的整体，从而对幼儿身心的健康发展产生综合的效应。

有关幼儿健康教育的具体实施，将在《幼儿园教育活动设计与指导》课程中做详细的阐述。

课后演练

一、选择题

1.身体健康和心理健康之间的关系是（　　）

A.身体健康决定心理健康

B.心理健康决定身体健康

C.密切关联、相互影响

2.幼儿健康教育的任务是（　　）

A.帮助幼儿获得有关维护和促进健康的基本知识

B.帮助幼儿逐步树立起对健康的正确态度

C.帮助幼儿形成健康的行为和习惯

3.以下属于幼儿健康教育内容的是（　　）

A.生活卫生教育

B.安全教育

C.舞蹈教育

4.下列损害幼儿身体健康的是（　　）

A.汽油、烟叶等物质燃烧后所产生出来的有害物质

B.致病性细菌、病毒和寄生虫

C.气候的严寒酷暑

5. 以下含铅量较高的物品是（　　）

A.爆米花　　　　　　B.罐装食品　　　　　　C.铅笔

6.发现幼儿尿床时，老师应该怎么做？（　　）

A.批评一次，下次就不再尿床了

B.悄悄换掉被褥，维护自尊心

二、简答题。

1.影响幼儿健康的主要因素有哪些？

2.保健的含义是什么？

3.幼儿保健工作的基本内容包括哪些？

本 章 小 结

健康的含义。①健康这一概念主要包含身体健康和心理健康两个层面。②身体健康与心理健康之间是密切关联、相互影响的。身体健康是心理健康的基础，心理健康又是身体健康的必要条件。一个人只有身体和心理两个方面都处于健全、良好的状态，相互协调发展，才能成为一个真正健康的人。

婴幼儿时期的生长发育又十分迅速和旺盛，处于不断发展的阶段，这就为发展幼儿的身体提供了最有利和有效的时机。维护和增进幼儿身体健康乃是婴幼儿时期的首要任务，它是实现幼儿全面、和谐发展的基础和重要条件。

大量的研究与事实已证明，幼儿的情绪、行为，以及对自我的认识与态度等心理方面的因素，对其身体的发育和发展具有相当重要的影响。因而，我们要爱护幼儿、尊重幼儿，注意保护幼儿的心理不受伤害，使幼儿能在托儿所、幼儿园中愉快地生活和学习，同时，也要努力培养幼儿积极的情绪情感、和谐的个性，以及良好的社会适应能力。

保健的概念。①保健这一概念包括身体保健和心理保健两个方面。②无论是身体保健还是心理保健，都含有两层意义：一个是对身体和心理的保护和照顾，使其免受伤害，能正常发育；另一个是对身体机能和心理能力的促进和增进，使其能更好地发展和完善。③在对幼儿进行保健的过程中，要将身体保健和心理保健有机地结合起来，不能忽视任何一方，以促使幼儿的身心能得到和谐、健康的发展。④树立全面的保健观十分重要，它是做好幼儿保健工作的基础，更是维护和增进幼儿健康的重要前提和条件。

幼儿保健工作的内容。①为幼儿提供良好的生活环境。②做好幼儿日常生活的保健工作。③做好教育过程中的保健工作。④做好卫生保健的工作。⑤做好安全管理的工作。⑥积极锻炼幼儿的身体。⑦做好特殊幼儿的保健工作。

幼儿健康教育的意义。①对幼儿进行健康教育，有利于幼儿身心健康发展。②对幼儿进行健康教育，是社会发展的需要。

幼儿健康教育的任务。①帮助幼儿获得有关维护和促进健康的基本知识。②帮助幼儿逐步树立起对健康的正确态度。③帮助幼儿形成健康的行为和习惯。

第二章　幼儿身体发育特征

课前预习

1.婴幼儿时期脑的发育非常迅速，从出生到_____岁，脑重量增加近4倍，_____岁左右已基本接近成人。

2.感觉包括_____、_____、_____、_____、_____及_____，等等。

3.运动能促进机体的_____，保持人体健康。

4.人体不断吸进_____、呼出_____的过程，称为呼吸。

5.皮肤对机体起着_____作用。

人体由数以亿计（约75万亿）的细胞构成。虽然人体内细胞数目巨大，种类也很多，而且细胞的形态、功能各异，但每个细胞都可分为细胞膜、细胞质和细胞核三部分，在细胞之间的物质，称为细胞间质，是维持细胞生命活动的重要环境。

许多形态和功能相同或相似的细胞与细胞间质集合在一起，构成具有一定形态和功能的组织。人体的基本组织包括：上皮组织、结缔组织、肌肉组织和神经组织等。

多种组织集合在一起构成有一定位置、形状和生理功能的器官。如脑、心脏、肺、胃、肠、肝、胆、脾、肾、膀胱，以及眼、耳，等等。

多个器官共同作用，进行某一完整的生理活动，就称为某一系统。比如，口腔、食道、胃、肠、肝、胆、胰腺等，构成消化系统，能消化食物、吸收营养。人体包括神经系统、运动系统、循环系统、呼吸系统、消化系统、排泄系统、内分泌系统和生殖系统共八大系统。

人体最基本的特征是新陈代谢。新陈代谢是指机体与外界环境进行物质交换及体内的物质和能量的转换过程。人体从外界摄取养料并贮存能量，称为同化作用；体内部分物质氧化分解、产生能量，以供人体各种生理活动需要，并排出废物，称为异化作用。同化作用和异化作用是新陈代谢密不可分的两个方面。婴幼儿生长发育迅速，同化作用相对较强，其同化作用大于异化作用。

第一节　神经系统

一、概述

人的意识产生于脑。人体的各种生理活动均受神经系统的调节。

神经系统分为中枢神经系统和周围神经系统两部分。中枢神经系统包括脑和脊髓；周围神经系统包括脑神经、脊神经和植物性神经。

（一）神经元

神经元即神经细胞，是神经系统的基本结构和功能单位。神经元的结构可分为细胞体和突起两部分。细胞体是神经元营养和代谢的中心，并能整合信息。突起分为轴突和树突。每个神经元有众多短小的分支，就是树突。树突能接受刺激并将刺激传向细胞体。神经上有一条细长的分支，是轴突。它能将神经冲动从细胞体传出。有的轴突外包有髓鞘，起保护和绝缘的作用。

（二）脊髓和反射

脊髓位于脊柱的椎管内，上与脑干相连，下达腰椎。

脊髓是中枢神经系统的低级部分。从脊髓发出许多神经，通过椎间孔，分布于躯干、四肢和内脏，称为脊神经。来自躯干、四肢及内脏器官的刺激先传到脊髓，再传入脑。如果脊髓受到横断损伤，损伤面以下的身体各部位将失去与脑的联系，发生感觉和运动障碍，称为截瘫。

反射是人体对内外环境中各种刺激发出的反应，是神经系统调节机体活动的基本方式。按照巴甫洛夫的观点，反射可分为无条件反射和条件反射两种。无条件反射是指先天具备的、不学而会的反射活动，如乳头放到新生儿嘴里，他就能吮吸并吞咽乳汁；膀胱贮满尿液，新生儿就要排尿等等。无条件反射在脊髓及脑干参与下即可完成。在无条件反射的基础上，经过后天学习训练而形成的反射叫条件反射。比如，妈妈每次给新生儿喂奶时，都抱成一定的姿势，大约到新生儿出生后的第11天左右，当妈妈把新生儿抱成喂奶的"一定姿势"，乳头还没放到新生儿的嘴里时，新生儿便做出吸吮的动作。这就是对哺乳姿势的条件反射。

（三）脑

脑位于颅腔内，分为大脑、小脑、间脑和脑干四部分。

脑干将脑与脊髓连接起来，它自下而上可分为延髓、脑桥和中脑。脑干中有调节呼吸、循环、吞咽等基本生理活动的神经中枢，脑干受损伤，可危及生命。

间脑在脑干上方，大部分被大脑覆盖，包括丘脑和下丘脑。

丘脑能将全身各部位传入的神经冲动进行简单的分析，更换神经元后，传递到大脑皮层的相应区域。全身传入神经冲动在到达丘脑前交叉到对侧，因此，一侧丘脑受伤时，对侧肢体的感觉将会丧失。

下丘脑位于丘脑前下方，体积很小，作用却很大。它有控制体温、食欲及干渴感觉的中枢，还有调节人体对环境刺激发生情绪性反应的中枢。下丘脑前部的脑垂体，是影响儿童生长发育的重要内分泌腺，它分泌的生长激素能调节儿童生长发育的速度。

小脑位于大脑后下方，脑干背侧。小脑通过神经纤维与脑干、大脑、脊髓发生联系。小脑能处理大脑发向肌肉的信号，维持肌肉的紧张度，控制人体的活动，并保持人体随意运动的平衡与协调。

大脑是中枢神经系统的最高级部分，也是人类进行思维和意识活动的器官。

大脑分左、右两半球，表面凹凸不平，凹陷处称为"沟"（深的叫裂），隆起处称为"回"，"沟"与"回"大大增加了大脑的表面积。较大的沟裂有：中央沟、大脑外侧裂和顶枕裂，这些沟裂将大脑表面分成额叶、顶叶、颞叶和枕叶四部分。

大脑的表面集中了大量神经元细胞体，2～3毫米厚，称为大脑皮层。大脑皮层的神经元能接受刺激，整合、处理信息，并以记忆的形式贮存各种信息。大脑皮层以内是众多的神经纤维，使大脑两半球之间及大脑与脑的其他部分之间发生广泛联系。

根据大脑皮层各部位主要机能的不同，可划分为许多机能区，叫"大脑皮层机能定位"，也叫某种活动的中枢。如额叶有记忆、思维中枢；枕叶有视觉中枢；颞叶有听觉中枢；顶叶有躯体感觉中枢。

脑神经从脑发出，主要分布于头、面部的器官。

（四）植物性神经

植物性神经从脑和脊髓发出，分布于内脏器官。在中枢神经系统的控制下，植物性神经通过支配内脏器官的活动，调节机体的营养、呼吸、循环、内分泌、排泄、生长及生殖等生理活动，并影响机体的新陈代谢。

植物性神经可分为交感神经和副交感神经两类，它们分布于同一器官，作用相反，相互制约，使内脏器官的活动协调、准确。

二、幼儿神经系统的特点

（一）脑发育非常迅速

婴幼儿时期脑的发育非常迅速，从出生到7岁，脑重量增加近4倍，7岁左右已基本接近成人。与此同时，脑的机能也逐渐复杂、成熟和完善起来，为建立各种条件反射提供了生理基础。

（二）中枢神经系统的发育不均衡

脊髓和脑干在出生时即已发育成熟，而小脑发育则相对较晚，从1岁左右迅速发育，3～6岁逐渐发育成熟。所以，1岁左右学走路时步履蹒跚，3岁时已能稳稳地走和跑，但摆臂与迈步还不协调；到5～6岁时，就能准确协调地进行各种动作，如走、跑、跳、上下台阶，而且能很好地维持身体的平衡。

大脑皮层发育极为迅速。到8岁左右，儿童大脑皮层发育已基本接近成人。

脑的发育是否完善，主要受两种因素的影响，其一为遗传基础，即发展的潜力；其二为个体生长环境中各种刺激的作用，丰富的、适度的刺激可促进脑细胞结构和机能的发育。优生，提供了脑发育的良好潜力；优育，给婴幼儿丰富的生活体验，使潜力得以充分发挥。

（三）大脑皮层的兴奋与抑制过程发展不平衡

幼儿大脑皮层发育尚未完善，兴奋占优势，抑制过程形成较慢，但兴奋持续时间较短，容易泛化，主要表现为对事物保持注意的时间不长，常随兴趣的改变而转移注意，动作缺乏准确性等等。

（四）植物性神经发育不完善

交感神经兴奋性强而副交感神经兴奋性较弱。比如，婴幼儿心率及呼吸频率较快，但节律不稳定；胃肠消化能力极易受情绪影响。

三、幼儿神经系统的卫生保健

（一）保证合理的营养

婴幼儿正值脑细胞发育的高峰期，如果缺乏必需的营养物质，如优质蛋白质、脂类、无机盐等，将影响神经细胞的数量及质量。

（二）保证空气新鲜

成人脑的耗氧量约占全身耗氧量的1／4；婴幼儿脑耗氧几乎占全身耗氧量的1／2。因此，婴幼儿生活的环境应空气新鲜。新鲜空气含氧多，可以确保婴幼儿发育对氧气的需求。

（三）保证充足的睡眠

睡眠可使全身各系统、器官，特别是神经系统得到充分休息，消除疲劳，积蓄养料和能量。睡眠时脑垂体分泌的生长激素多于清醒时的分泌量。长时间睡眠不足，会影响婴幼儿身体和智力的发育。睡眠时间有明显的个体差异，总的要求是年龄越小，睡眠时间越长；体弱儿睡眠多一些。

（四）制定和执行合理的生活制度

托幼园所应根据幼儿的年龄特点，合理地制订生活制度，安排好不同年龄班一日活动的时间和内容。生活有规律，形成良好习惯，可以更好地发挥神经系统的功能。

（五）创设良好的生活环境，使幼儿保持愉快的情绪

托幼园所保教人员要热爱、关心幼儿，为幼儿创设良好的生活环境与社会环境；与幼儿建立良好的师生关系，帮助和引导幼儿与同伴友好相处；坚持正面教育，不伤害幼儿的自尊心；不歧视有缺陷的幼儿；更不能体罚及变相体罚幼儿，以保证孩子在托幼园所中生活愉快。

（六）安排丰富的活动及适当的体育锻炼

丰富的活动，特别是适合幼儿年龄特点的体育锻炼，能促进脑的发育，能提高神经系统反应的灵敏性和准确性。为使大脑两半球均衡发展，应使幼儿的动作多样化，如两手同时做手指操、攀爬及各种幼儿基本体操等。日常活动中注意让幼儿多动手，尽早用筷子进餐，学会使用剪刀，玩串珠子游戏等。让幼儿在活动中"左右开弓"，能更好地促进大脑两半球的发育。

第二节　感　觉　器　官

感觉是人们认识世界的途径。感觉包括视觉、听觉、嗅觉、触觉、味觉及本体感觉，等等。视觉是人们认识世界的主要途径，人们获得的知识70％来自视觉。

一、视觉器官——眼睛

（一）概述

眼球是感受光线刺激的视觉器官。眼球由眼球壁和眼球内折光物质组成。眼球周围的附属结构除眼肌外，还包括眼睑、结膜、泪腺、睫毛、眉等。

1.眼球壁

眼球壁的最外层是巩膜和角膜，较厚、白色、坚韧的巩膜，能保护眼球；巩膜前方是透明的角膜，有丰富的神经末梢。

眼球壁中层后 2／3 为脉络膜，有大量色素和血管，能防止光线散射并为眼球输送营养。脉络膜前缘是由睫状肌构成的睫状体，睫状体借悬韧带与晶状体相连。睫状体向前是环形的虹膜，虹膜含色素，决定"眼球"的颜色。虹膜中央是圆形的瞳孔。随着光线强弱的变化，瞳孔可改变人小，进而调节进入眼内光线的强弱。

眼球壁的最内层是视网膜，能将光刺激转化为神经信号，传到大脑皮层，形成视觉形象。视网膜上有两种感光细胞，一种是视锥细胞，能感觉强光和有色光；另一种是视杆细胞，能感受弱光刺激，使人们在较黑暗的环境中仍能看清物体的轮廓。

2.眼球内的折光物质

包括房水、晶状体和玻璃体。其中最重要的是晶状体。晶状体位于虹膜后方，形似双凸透镜，有弹性。晶状体借悬韧带与睫状体相连，通过睫状肌的收缩和舒张而改变其凸度，光线经过晶状体的折射，在视网膜上聚焦成像。晶状体的弹性随年龄增长而下降。

晶状体与角膜之间是房水。房水有营养角膜和晶状体的作用，并维持眼压。晶状体与视网膜之间是一个较大的空隙，里面布满着无色透明的胶状物，称玻璃体，它能支撑眼球并加强聚光效果。

若光线经过折光物质不能准确地在视网膜上聚焦成像，大脑皮层不能收到清晰的信号，难以形成清晰的图像，就称为屈光不正，包括近视、远视和散光。

（二）幼儿眼的特点

（1）眼球前后径较短，呈生理性远视，一般到5～6岁转为正视。

（2）晶状体弹性大，调节能力强，因此能看清很近的物体。如果幼儿形成不良的用眼习惯，长时间视物过近，则会使睫状肌过度紧张而疲劳，以致使晶状体凸度过大，导致近视。

（三）幼儿眼的卫生保健

（1）教育幼儿养成良好的用眼习惯。①不在光线过强或暗的地方看书、画画。②看书写字时眼距书本保持33.33厘米以上的距离。③不躺着看书，以免眼与书距离过近；不在走路或乘车时看书，因身体活动可导致书与眼的距离经常变化，极易造成视觉疲劳。④集中用眼一段时间后应望远或去户外活动，以消除眼的疲劳。⑤容易导致幼儿用眼时间过长的活动主要是看电视、玩电脑游戏等，因此要限制幼儿看电视的时间，一般每周1~2次，每次不超过1小时，小班不超过半小时。看完电视适当进行户外活动。

（2）为幼儿创设良好的采光条件。幼儿活动室窗户大小适中，使自然光充足。室内墙壁、桌椅家具等宜用浅色，反光较好。自然光不足时，宜用白炽灯照明。

（3）为幼儿提供的书籍，字体宜大，字迹、图案应清晰。教具大小要适中，颜色鲜艳，画面清楚。

（4）定期给幼儿测查视力。幼儿期是视觉发育的关键期，也是矫治视觉缺陷效果最明显的时期。定期为幼儿测查视力，以便及时发现异常，及时矫治。在日常生活中，教师要注意观察幼儿的行为，当幼儿出现某些特殊行为时，要提醒家长，及时到医院检查治疗。比如：两眼"黑眼珠"不对称；经常眨眼、皱眉、眯眼；眼睛发红或常流泪；看东西经常偏着头；经常混淆形状相近的图形；看图片只喜欢大的；手眼协调差等。

（5）教育幼儿不要揉眼睛，毛巾、手绢要专用，以预防沙眼、结膜炎。

（6）预防眼外伤。

（7）照顾视力差的幼儿，减轻他们的用眼负担，合理安排他们的座位，限制近距离用眼时间并让他们经常望远。若幼儿配戴矫治眼镜，应要求幼儿按医生的嘱咐去做。

二、听觉器官——耳

（一）概述

耳是听觉器官和平衡觉器官，分外耳、中耳和内耳三部分。外耳包括耳郭、外耳道。耳郭主要由软骨和皮肤构成，能收集声波，也是传统中医学进行耳针穴位疗法的部位。外耳道的外1／3由软骨构成，软骨外的皮肤上有耳毛和能分泌耵聍的耵聍腺，耵聍有保护外耳道的作用。外耳道是声波进入中耳的通道。

中耳包括鼓膜、三块听小骨和咽鼓管开口。鼓膜介于外耳和中耳之间，是一块椭圆形的薄膜。三块听小骨外连鼓膜，内与耳蜗相连，可以把鼓膜振动传到耳蜗。中耳的空隙叫鼓室，鼓室内有通向咽部的咽鼓管开口。吞咽时，空气从咽部进入中耳，使鼓膜两侧的气压相等，保证鼓膜正常振动，人们才能听到清晰的声音。

内耳包括耳蜗、半规管和前庭。耳蜗内有数千根听觉神经纤维末梢，并充满液体。声波使鼓膜振动并带动听小骨，听小骨振动引起耳蜗内液体的振动，听神经将振动转化为神经信号传送到大脑皮层听觉中枢，形成听觉。半规管和前庭内有位觉感受器，人体运动时，特别是头部位置改变时，位觉感受器将刺激传到大脑，形成位觉。

（二）幼儿耳的特点

（1）外耳道比较狭窄，外耳道壁尚未完全骨化。

（2）咽鼓管相对比较短、平直、管径较粗。当鼻腔有感染时，病菌易侵入中耳，引起中耳炎。

（三）幼儿耳的卫生保健

（1）不要用锐利工具给幼儿掏耳朵，防止损伤外耳道，引起外耳道感染。若不慎损伤鼓膜，则会影响听力。若耵聍较多，发生栓塞，可请医生取出。一般，耵聍在张口、咀嚼、蹦跳时会自行脱落。

（2）预防中耳炎。要教会幼儿正确的擤鼻涕方法：用手指轻轻按住一侧鼻孔擤另一个鼻孔，擤完，再擤另一侧，擤时不要太用力，更不要按住两个鼻孔同时擤，以免鼻腔分泌物经咽鼓管进入中耳。不要让幼儿躺着进食、喝水。防止污水进入外耳道。若在洗头、游泳时污水进入，可将头偏向进水一侧，单脚跳几下，将水控出。

（3）教师应注意观察幼儿的活动，及早发现其听觉异常。如：婴幼儿对突然的或过强的声音反应不敏感；与人交流时总盯着对方的嘴；听人说话喜欢侧着头，耳朵对着声源；不爱说话，或发音不清、说话声音很大；平时很乖、很安静，睡觉不怕吵；经常用手挠耳朵，说耳闷、耳内有响声等。

第三节 运 动 系 统

一、概述

"生命在于运动"。运动能促进机体的新陈代谢，促进人体健康。

运动系统由骨骼、肌肉和骨连接构成。可以活动的骨连接叫关节。肌肉跨过关节，由两端的肌腱与骨相连，并包围着骨骼。肌肉收到脑发出的信号而收缩，通过肌腱牵拉骨骼，以关节为支点，产生相应的动作。此外，骨骼还起着支持人体、保护内脏器官和造血等功能。

（一）骨骼

人体有206块骨。

骨骼以脊柱为中心，支撑着身体。从正面看，一个人的躯干是挺直的，从侧面看脊柱有四道生理性弯曲。这些弯曲可以减轻运动时对脑的冲击力，保护脑组织；能够平衡身体，并能负重。

骨的基本构造包括骨膜、骨质和骨髓三部分。骨膜是骨表面的一层薄膜，含有丰富的血管和神经；骨膜还有大量成骨细胞，可使骨长粗。骨膜内坚韧的结构就是骨质。骨髓填充于骨髓腔内，能制造血细胞。

骨的成分主要包括无机盐和有机物。无机盐主要是钙、磷化合物，使骨坚硬；有机物主要有骨胶原蛋白质，使骨有韧性和弹性。

（二）肌肉

肌肉可分为骨骼肌、平滑肌和心肌。骨骼肌能接受大脑的指令而收缩、舒张，使人体产生各种运动，因此又称随意肌。面部的表情肌附着于皮肤，能自如活动，也属骨骼肌。平滑肌分布于内脏器官，不受意识支配，又称不随意肌。心肌只存在于心脏，能自动、有节律地收缩、舒张，产生有节律地一搏动。

肌肉的主要成分包括水和蛋白质等物质。成年人肌肉约占体重的40%；年龄越小，肌肉所占体重比例越低，肌肉中水分越多。

肌肉呈红色，是因为伴随有大量血管。人称骨骼肌为人体的"第二心脏"，就是因为肌肉收缩时能挤压血管、促进血液循环。

肌肉收缩产生力量，力量来源于肌肉中储备的能量。经常锻炼，可使肌肉丰满，能源储备充足，力量增强。

（三）关节

骨连接主要有三种形式。

（1）直接连接。如颅骨，骨与骨之间有骨缝，随年龄增长，骨缝逐渐骨化。

（2）半直接连接。如椎骨、骨与骨之间的连接物是橡胶样的软骨，使脊柱既能支撑身体，又有弹性，能在一定范围内活动。

（3）关节。这是四肢骨之间及躯干骨之间连接的主要形式。

关节包括关节面、关节囊和关节腔。

关节面包括关节头和关节窝，二者相互嵌合，表面有软骨，可减少活动时产生的摩擦和震动。包围着关节面的纤维组织，叫关节囊，能保护关节，关节囊外有韧带，起固定关节的作用。关节囊与关节面之间的间隙，称关节腔，充满滑液，能润滑关节。

机体不同部位的关节，结构不尽相同，所以活动范围及牢固程度也不同。如髋关节的关节窝很深，关节头呈球状，大部分嵌合在一起，因此牢固性很强而活动范围较小，使大腿的活动远不及上肢灵活，但能牢固支撑身体。上肢肩、肘、腕部关节因关节窝较浅，活动范围较大，能内伸外展、旋转自如，但牢固性较差，受外力作用时，容易脱臼。

二、幼儿运动系统的特点

（一）骨骼

（1）幼儿骨中有机物较成人多，骨的弹性大，可塑性强，且骨骼中软骨较多，因此，容易因姿势不好等原因造成骨骼变形。

（2）骨膜较厚，骨的再生能力较强。若发生骨折，可能为不完全骨折，即骨折部位还有部分骨膜相连，称为"青枝骨折"。

（3）婴幼儿颅骨骨化尚未完成，有些骨的连接处仅以一层结缔组织膜相连，称囟门。前囟在颅顶中央，在出生后12～18个月闭合。囟门闭合的时间，反映婴儿颅骨骨化的程度。

（4）出生时腕骨都是软骨，以后逐渐出现骨化中心，到10岁左右，8块腕骨的骨化中心才出齐，13～16岁才完全骨化。

（5）随着动作的发展，逐渐形成脊柱的生理弯曲。新生儿的脊柱较平直，只有最下方的骶部有弯曲；3个月左右会抬头了，逐渐形成颈前曲；6个月左右能坐，形成胸后曲；1岁左右开始站立行走时，形成腰前曲，以维持行走时身体的平衡。婴幼儿时期，脊椎的生理性弯曲虽已出现，但未完全固定，一般在18～25岁之间，才能完全固定。

（6）骨盆是由髋骨与脊柱下部的骶骨和尾骨围成的骨性腔。婴幼儿时期，髋骨由髂骨、坐骨和耻骨借软骨连接起来，一般在18～25岁才骨化成为一块完整的骨。

（二）肌肉

（1）幼儿肌肉中水分较多，蛋白质及储存的糖原较少，因此肌肉柔嫩，收缩力较差，力量小，易疲劳。但由于幼儿新陈代谢旺盛，疲劳后恢复较快。

（2）婴幼儿时期，支配大肌肉群活动的神经中枢发育较早，故大肌肉动作发育较早，躯干及上下肢活动能力较强；支配小肌肉群活动的神经中枢发育较晚，手部腕部小肌肉群活动能力较差，难以完成精细的动作。

（三）关节特点

幼儿的关节窝较浅，周围韧带较松，关节的活动性及伸展性较强，但牢固性较差，在较强外力作用下，容易脱臼。

（四）足弓特点

婴幼儿足弓周围韧带较松、肌肉细弱，若长时间站立、行走，足底负重过多，易引起足弓塌陷，特别是肥胖儿更易发生扁平足。

三、幼儿运动系统的卫生保健

（一）教育幼儿保持正确坐、立、行姿势

保持正确姿势，形成良好体态，即"坐有坐相、站有站相"，不仅是为了美观，更是为了保证幼儿身心健康发育。不良体态如驼背、严重脊柱侧弯等，使胸廓畸形，可严重影响幼儿的心肺发育，易患呼吸系统疾病。体态不良的幼儿也容易产生自卑感，影响健全性格的形成。

为防止骨骼变形，形成良好体态，需注意以下几点。婴儿不宜过早坐、站，不宜睡软床和久坐沙发。负重不要超过自身体重的八分之一，更不能长时间单侧负重。托幼园所应配备与幼儿身材合适的桌椅。教师要随时纠正幼儿坐、立、行中的不正确姿势，并为幼儿做出榜样。

正确站姿是：头端正，两肩平，挺胸收腹，肌肉放松，双手自然下垂，两腿站直，两足并行，前面略分开。

正确坐姿是：头略向前，身体坐直、背靠椅背；大腿和臀部大部分落坐在座位上；小腿与大腿成直角，两手自然放在腿上；脚自然放在地上。有桌子时，身体与桌子距离适当；两臂能自然放在桌子上，不耸肩或塌肩，坐时两肩一样高。

（二）组织适当的体育锻炼和户外活动

体育锻炼和户外活动，可使肌肉更健壮有力；可刺激骨的生长，使身体长高，并促进骨中无机盐的积淀，使骨更坚硬。户外活动时适量接受阳光照射，可使身体产生维生素D以预防佝偻病。锻炼时血液循环加快，可为骨骼、肌肉提供更多的营养。

要根据幼儿的年龄特点，选择运动方式、运动量和运动强度，使幼儿全身得到充分锻炼。

（三）衣服要宽松适度

幼儿不宜穿过于紧身的衣服，以免影响血液循环，鞋过小会影响足弓的正常发育。衣服、鞋宽松应适度，过于肥大会影响运动，易造成意外伤害。

（四）保证充足的营养和睡眠

骨的生长需要大量蛋白质、钙和磷等，还需要维生素D促进钙、磷的吸收；肌肉生长及"能量"的贮存，需要大量蛋白质和葡萄糖。合理膳食以及充足的睡眠是保证骨骼、肌肉发育的重要条件。

第四节 循 环 系 统

人体的循环系统包括血液循环系统和淋巴循环系统。

血液循环指血液从心脏流向全身、再从全身回到心脏的过程，该系统包括血液、心脏和血管。淋巴循环是指全身淋巴液进入血管、参加血液循环的过程，淋巴系统包括淋巴液、淋巴管和淋巴结。

循环系统在机体中起着运输各种物质（养料、氧、废物和二氧化碳）的作用。

一、血液循环系统

1.血液

血液存在于心脏和血管中，由血浆和血细胞组成。

血浆为淡黄色、透明的液体，它是血细胞生存的环境，并起着运送血细胞、养料、细胞和代谢废物等作用。血浆中的纤维蛋白酶原和钙有帮助伤口止血的作用。

血细胞分为红细胞、白细胞和血小板。

成熟的红细胞没有细胞核，呈双面凹陷的圆盘状，体积较小，数目很多，每立方毫米血液中有红细胞350万～500万个。红细胞能把氧气输送到身体各部位，并把二氧化碳运送到肺。上述功能与细胞内的血红蛋白有关。血红蛋白又叫血色素，是一种含铁的蛋白质，使血液呈红色。血红蛋白能与氧结合，把氧输送到组织中去，再与二氧化碳结合，把它输送到肺，以完成吐故纳新。

白细胞体积较大，数目较少，每立方毫米血液中有5000～10000个。白细胞能吞噬病菌，当白细胞数量少于正常值时，机体抵抗力降低，容易感染疾病。白细胞数目明显增多，则反映机体已有病菌感染。

血小板很小，能止血和凝血，皮肤上伤口出血时，血小板与血浆中的纤维蛋白和钙共同作用，凝成血块堵住伤口。伤口较大时，血小板可使血管收缩，减少出血。每立方毫米血液中有血小板10万～30万个。

2.心脏

心脏位于胸腔内，形状像个桃子，心底部连接着主动脉，心尖游离向左下方。

心脏内部有四个腔。上面两个叫心房，下面两个叫心室。房室之间有瓣膜，为单向的阀门，保证血液从心房流向心室，而不会倒流。心脏左右两半互不相通。

心脏每分钟跳动的次数称心率，测心率应在受试者处于安静状态时测。

3.血管

血管是血液循环的通道，分为动脉、静脉和毛细血管。

动脉是血液从心脏流向全身的管道。连接左心室的是主动脉，管壁很厚、富有弹性，管径较粗大。由于心室收缩的推动力及血管壁的弹性，主动脉内的血流速度很快。主动脉分出颈动脉、腹主动脉、冠状动脉等，再逐级分支，越分越细，管壁也越来越薄，血液流速逐渐减慢。

毛细血管由动脉逐级分支后形成。管径极小，管壁极薄。血液流经毛细血管时，速度极慢，使血液中的氧及养料能透出毛细血管壁输送给细胞；同时，细胞代谢的废物又透过管壁进入毛细血管再进入静脉。

静脉是血液流回心脏的管道，由毛细血管静脉端逐渐汇集而成。与动脉相反，它是越来越粗，最粗大的是连接右心房的上、下腔静脉。经过物质交换后的血液由静脉进入右心房，再入肺进行气体交换。

血液流动时，对血管壁产生的侧压力，称血压，一般指动脉压。心室收缩时产生的压力称收缩压，心室舒张时产生的压力称舒张压。

心脏有节律地收缩舒张时，会引起主动脉的搏动，并沿着动脉管壁传播，使身体其他部位的动脉管壁也跟着搏动，称为脉搏。脉搏可反映心脏和动脉的机能状况。

4.血液循环

血液循环可分为体循环和肺循环。

体循环：由于左心室收缩血液进入主动脉、各级动脉、全身毛细血管网（进行物质和气体交换），再进入各级静脉、上下腔静脉、流回右心房。主动脉及各级动脉中的血液富含氧气，颜色鲜红，是动脉血；静脉血颜色发暗，含较多废物和二氧化碳。

肺循环：由于右心室收缩血液进入肺动脉，到肺泡壁毛细血管（进行气体交换），再经肺静脉流回右心房。

5.心血管活动的调节

心脏和血管的活动，受植物性神经支配。当交感神经兴奋时，心跳加快、血压上升；副交感神经兴奋时，心跳减慢，血压降低。

二、淋巴系统

淋巴循环是血液循环的辅助装置，包括淋巴液、淋巴管、淋巴结、扁桃体等。

1.淋巴液和淋巴管

细胞代谢的废物及细胞间的水分，渗透进淋巴管，形成淋巴液。毛细淋巴管分布于全身，逐渐汇合成较大的淋巴管，最后汇集到两根较粗的淋巴干。淋巴干与上、下腔静脉相通，淋巴液由此进入静脉，加入血液循环。

2.淋巴结

淋巴管道上有许多大小不一的扁圆形小体，叫淋巴结。淋巴结大多成群存在，身体浅表部位的淋巴结群主要在颈部、腋窝、腹股沟等处。淋巴细胞随淋巴液进入血液循环，参与机体的免疫功能。不同部位的淋巴结能过滤一定范围的淋巴液，扣留并消灭其中的异常细胞和病菌。同时，淋巴结会肿大、疼痛，所以，淋巴结的状况，可作为诊断疾病的参考。

3.扁桃体

扁桃体位于咽部后壁两侧，与机体免疫有密切关系。

三、幼儿循环系统的特点

（一）血液

幼儿的血液总量相对比成人多，约占体重的8%～10%。但幼儿的造血器官易受伤害，某些药物及放射性污染对造血器官危害极大。

婴幼儿生长发育迅速，血液循环量增加很快，喂养不当或幼儿严重挑食、偏食，容易发生贫血。

幼儿血液中血小板数目与成人相近，但血浆中的凝血物质（纤维蛋白、钙等）较少，因此一旦出血，凝血较慢。

幼儿白细胞吞噬病菌能力较差，发生感染容易扩散。

（二）心脏

由于婴幼儿心排血量少，而新陈代谢旺盛，为满足需要，只有加快心率来补偿。年龄越小，心率越快。

常以测量脉搏来表示心率。儿童的脉搏很容易受内外各种因素的影响而不稳定，如哭闹、进餐、发热、运动等都会影响脉搏。因此，测量脉搏应在儿童安静时进行。

（三）淋巴器官

幼儿时期淋巴系统发育较快，淋巴结的保护和防御机能显著。扁桃体在4～10岁发育达到高峰，此年龄阶段儿童易患扁桃体炎。

四、幼儿循环系统的卫生保健

（1）合理组织体育锻炼，增强体质。组织幼儿进行适合其年龄特点的体育锻炼，可以促进血液循环，增强造血机能；能提高心脏的工作能力，增加每搏输出量。

组织幼儿锻炼应注意让幼儿每天有体育活动时间，但对不同年龄、不同体质的幼儿应安排不同时间、不同强度的活动。避免长时间的剧烈活动以及要求憋气的活动（如拔河比赛等）。运动前做好准备活动，结束时做整理活动，尤其在比较剧烈的运动后不宜立即停止。因为运动时，心脏向骨骼肌输送大量血液，如果立即停止运动，血液仍留存在肌肉中，静脉回流减少，使心排血量减少，血压降低，可造成脑暂时缺血，引起恶心、呕吐、面色苍白、心慌甚至晕倒等后果。

（2）预防动脉硬化应始于儿童。预防动脉硬化应从幼年开始，使幼儿形成有利于健康的饮食习惯。儿童膳食应控制胆固醇和饱和脂肪酸的摄入量，同时，宜少盐，口味"淡"。

（3）纠正幼儿挑食、偏食的毛病，预防缺铁性贫血。

（4）发烧时卧床休息，减轻心脏负担。

第五节 呼吸系统

一、概述

人体不断吸进氧气、呼出二氧化碳的过程，称为呼吸。

呼吸系统由呼吸道和肺组成。呼吸道包括鼻、咽、喉、气管和支气管，是气体进出肺的通道。肺是气体交换的场所。

（一）呼吸道

1.鼻

鼻是呼吸道的起始部分。

鼻腔被鼻中隔分为左右两腔。鼻腔前部有皮肤，上有鼻毛，其余部分覆盖着黏膜，分布着丰富的血管，能温暖和湿润吸入的空气。鼻黏膜能分泌黏液，其中含有能灭菌的酶类，空气进入鼻腔被鼻毛和鼻黏膜过滤、净化。鼻旁窦是鼻腔周围含气的空腔，发音时起共鸣作用。

鼻还是嗅觉器官。

2.咽

咽是呼吸道与消化道的共同通道。鼻咽部后壁两侧上方，有一对咽鼓管开口，通过咽鼓管与中耳鼓室相通。

3.喉

喉既是呼吸道的一部分，也是发音器官。喉腔前上部有一块叶状的会厌软骨，吞咽时，喉上升，会厌软骨就盖住喉口，防止食物进入呼吸道。喉腔侧壁左右各有一条声带，两条声带之间的空隙叫声门裂。发音时，声带拉紧，声门裂缩小，呼出的气流冲击声带，使之振动而发出声音。

4.气管、支气管

气管上与喉相接，下入胸腔分为左、右支气管。管壁内表面覆盖着有纤毛的黏膜，能分泌黏液，能粘住吸入的尘粒与病菌，黏膜上密集的纤毛不断向喉口方向摆动，经咳嗽将痰排出体外。

（二）肺

肺位于胸腔内。支气管入肺后逐级分支，越分越细，最后形成肺泡管，附有很多肺泡。

肺泡壁很薄，外面缠绕着毛细血管网和弹性纤维。弹性纤维使肺泡富有弹性。毛细血管与肺泡紧贴在一起，有利于气体交换。

（三）呼吸运动

胸廓有节律地扩大和缩小，称为呼吸运动，包括肋骨和膈肌的运动。

呼吸运动受中枢神经的调节。呼吸频率随年龄、性别的不同而有所不同。尽力吸气后，再尽力呼出的气体量，称为肺活量。测量肺活量，可判断一个人呼吸机能的强弱。

二、幼儿呼吸系统的特点

（一）呼吸器官的特点

婴幼儿鼻腔较狭窄，黏膜柔嫩，血管丰富，缺少鼻毛，容易受感染。感染时可引起鼻黏膜充血、肿胀，分泌增多，造成鼻腔堵塞。

鼻中隔前下方血管丰富，容易因干燥、外伤等原因出血，称为"易出血区"。

鼻泪管较短，鼻腔感染可引发泪囊炎、结膜炎等。

幼儿喉腔狭窄，黏膜柔嫩，有丰富的血管和淋巴组织。如果感染，可因黏膜充血、肿胀使喉腔更狭窄，致呼吸困难。

幼儿喉部的保护性反射机能尚不完善，吃食物时说笑，容易将未嚼碎的食物呛入呼吸道。

幼儿声带容易疲劳，若发生肿胀充血，可造成声音嘶哑。

幼儿气管和支气管管腔较狭窄，管壁柔软，缺乏弹性组织；纤毛运动较差，若发生感染易造成呼吸困难。

幼儿肺泡数量少、容积较小，若被黏液阻塞，也易引起呼吸困难。

（二）呼吸运动的特点

幼儿新陈代谢旺盛，机体需氧量相对比成人多，只能加快呼吸频率以满足需要，所以年龄越小，呼吸频率越快。新生儿每分钟呼吸40～44次，1岁以内约30次，1～3岁约24次，4～7岁约22次。

因调节呼吸运动的神经中枢发育尚未完善，婴幼儿呼吸节律常不稳定。因呼吸肌较弱，以腹式呼吸为主。

三、幼儿呼吸的卫生保健

（一）培养幼儿良好的卫生习惯

1.养成用鼻呼吸的习惯，充分发挥鼻腔的保护作用。若幼儿白天张口呼吸，睡眠时打鼾，可能是由于鼻咽后壁的增殖腺肥大所致，应去医院诊治。

2.教育幼儿不挖鼻孔，以防鼻腔感染或引起鼻出血。

3.教育幼儿咳嗽、打喷嚏时，不要面对他人，用手帕捂住口鼻。教给幼儿正确的擤鼻涕方法。

4.不要让幼儿蒙头睡觉，以保证吸入新鲜空气。

（二）保持室内空气新鲜

新鲜空气含氧量充足，能满足机体需要。室内应经常开窗通风换气。

（三）科学组织幼儿进行体育锻炼和户外活动

经常参加户外活动和体育锻炼，可以加强呼吸肌的力量，促进胸廓和肺的正常发育，增加肺活量。户外活动还能提高呼吸系统对疾病的抵抗力，预防呼吸道感染。

（四）严防呼吸道异物

培养幼儿安静进餐的习惯，不要边吃边说笑。教育幼儿不要边玩边吃小食品，更不可抛起来"接食"。

不要让婴幼儿玩玻璃球、硬币、扣子、豆类等小东西。教育他们不要把这些小物件放入鼻孔。婴幼儿不要玩塑料袋，以防他们套到头上。

（五）保护幼儿声带

选择适合幼儿音域特点的歌曲或朗读材料，每句不要太长，每次练习时，发声时间最多为5分钟。鼓励幼儿用自然、优美的声音唱歌、说话，避免高声喊叫。练习发声的地点应保持空气流通，温度湿度适宜。冬季不要在室外练声，要避免幼儿在温度骤变的情况下练习发声。

第六节 消化系统

一、概述

消化系统由消化道和消化腺组成。

消化道包括口腔、食道、胃、小肠、大肠和肛门。

消化腺能分泌消化液。消化液含有水、无机盐和多种消化酶，能分别消化分解不同的营养物质。

（一）口腔

口腔是消化道的起始部分，包括牙齿、舌，还有三对唾液腺的开口。

1.牙齿

牙齿是人体最坚硬的器官，长在上、下颌骨的牙槽里。牙齿的外形包括三部分：长在牙槽骨中的叫牙根，露在口腔中的叫牙冠，牙根与牙冠之间叫牙颈。牙颈表面覆盖着黏膜，叫牙龈。牙齿主要由牙本质构成，在牙冠部位，牙本质外层为乳白色的牙釉质，极坚硬，但损坏后不能再生。在牙根部位，牙本质外层是牙骨质。牙齿中央有空腔，称牙髓腔，有丰富的血管和神经。若因患龋齿使牙髓暴露，会引起疼痛。

成人口腔中一般有32颗牙齿。

牙齿的主要功能是咀嚼、磨碎食物，使食物与消化液混合。牙齿还能辅助发音。

2.舌

舌面上有味蕾，能辨别味道；舌能帮助搅拌和吞咽食物，并帮助发音。

3.唾液腺

唾液腺包括腮腺、下颌腺和舌下腺，能分泌唾液进入口腔。

唾液含水分、淀粉酶、溶菌酶等。

（二）胃

胃是消化道中最膨大的部分，位于腹腔左上方。胃的上端与食道相通处叫贲门，下端与十二指肠相通处叫幽门。胃壁内表面为黏膜层，可分泌胃液。胃能暂时贮存食物，并初步消化食物。

胃蛋白酶能初步分解蛋白质。胃酸是浓度很低的盐酸，能刺激胃蛋白酶的活性，帮助分解食物，促进铁的吸收，并能杀菌和抑菌。胃排空时间与食物的质量有关。流质食物比固体食物排空快。碳水化合物排空约需2小时，蛋白质排空较慢，需2~3小时，脂肪需4~6小时才能排空。一般混合性食物的排空需4~5小时。胃排空后不久，即出现空胃运动，产生饥饿感。

（三）小肠

小肠是消化道中最长的部分，小肠与胃相接的部分叫十二指肠，这里有胰腺导管和胆总管的开口，胰液和胆汁由此进入小肠。

小肠内壁有肠腺，可分泌肠液。小肠内的消化液主要包括肠液、胃液、胰液和胆汁，含有各种消化酶。食糜进入小肠后可停留3~8小时，在肠内与消化液充分混合，小肠是人体内消化和吸收的重要场所。

（四）大肠

食物经小肠消化分解吸收后剩下的食物残渣进入大肠。大肠能暂时贮存食物残渣，吸收其中的水分、无机盐和部分维生素，并能利用肠内某些物质合成维生素K。食物残渣最后形成粪便，经大肠蠕动推送到直肠、肛门排出体外。

（五）肝脏

肝脏是人体最大的消化腺，位于腹腔的右上部。肝脏分泌胆汁，暂时贮存于胆囊，进食含脂肪类食物时，胆汁即流入小肠，帮助消化脂肪。肝脏把血液中多余的葡萄糖转化为糖原，暂时贮存起来，机体需要时又释放出来。肝脏能清除血液中的杂质，并对药物、酒等有解毒作用。

（六）胰腺

胰腺分泌胰液进入小肠，能中和胃酸，保护肠黏膜。胰液中的多种消化酶，能帮助小肠内的消化顺利进行。胰腺内还有特殊的细胞群，称为"胰岛"，是内分泌组织，能分泌胰岛素，直接进入血液循环，调节血糖浓度，保持血糖相对稳定。

二、幼儿消化系统的特点

（一）口腔

1.牙齿

牙齿的发育始于胚胎第六周，到出生时已有20个乳牙牙胚，生后6~8个月时，下中切牙萌出，2~2.5岁出齐20颗乳牙。乳牙萌出过程中，恒牙已开始发育。一般于6岁左右，首先萌出的恒牙叫第一恒磨牙，又叫六龄齿。

乳牙因牙釉质薄，牙本质较松脆，易生龋齿。

2.唾液腺

新生儿及小婴儿，由于唾液腺未发育成熟，分泌唾液较少，因此口腔较干燥。生后三四个月，唾液腺逐渐发育，分泌增多，唾液常流出口外，称为"生理性流涎"，随着生长可逐渐消失。

（二）胃

婴幼儿胃壁肌肉薄，伸展性较差，胃的容量小，且消化能力较弱。给婴幼儿提供的食物以及每餐的间隔时间，应考虑到年龄特点。

（三）肠

婴幼儿肠管相对较长；小肠黏膜有丰富的毛细血管和淋巴管，吸收能力较强，但自主神经的调节能力差，容易发生肠道功能紊乱，引起腹泻或便秘。

（四）肝脏

婴幼儿肝脏相对较大，在肋缘下摸到肝脏下缘，一般为生理现象。

因肝脏分泌胆汁较少，对脂肪的消化能力较差；肝脏贮存糖原较少，容易因饥饿发生低血糖。

肝脏解毒能力较差。

（五）胰腺

婴幼儿时期胰腺对淀粉类和脂肪类的消化能力较弱，主要依靠小肠液的消化。随着年龄增长，胰腺功能日趋完善。

三、幼儿消化系统的卫生保健

（一）保护牙齿

（1）定期检查牙齿。至少每半年检查一次，以便及时发现问题，及时矫治。

（2）培养幼儿早晚刷牙、饭后漱口的习惯。从两岁半开始即应养成早晚刷牙的习惯。指导幼儿学会正确的刷牙方法：顺着牙缝竖刷，刷上牙自上而下，刷下牙自下而上；磨牙的里外要竖刷，咬合面横刷；刷牙时间不要太短，要使牙齿里外及牙缝都刷到。为幼儿选择头小、刷毛较软、较稀的儿童牙刷，每3个月左右更换一次。每次刷牙后将牙刷清洗干净、甩干，刷头向上放在干燥的地方。

（3）教育幼儿不要咬坚硬的东西。

（4）婴幼儿饮食中供应充足的钙。常吃含纤维素较多的食物，如蔬菜、水果、粗粮等，可以清洁牙齿。

（5）纠正幼儿某些不良习惯。如托腮、咬舌、咬唇、咬指甲、吃手指等，以预防牙列不齐。若乳牙该掉不掉影响恒牙萌出，应及时拔除滞留的乳牙，以保证恒牙正常萌出。

（二）培养幼儿良好的进餐习惯

（1）饭后擦嘴、漱口，吃完零食也应及时漱口。

（2）养成细嚼慢咽的习惯。细嚼慢咽有利于食物与消化液充分混合，能减轻肠胃负担，促进人体对营养素的吸收。细嚼慢咽还可使食欲中枢及时得到饱的信号，避免过量饮食。

（3）饮食定时定量，不暴饮暴食。少吃零食，不挑食。

（4）不要边吃边说笑，更不要边玩耍边吃零食。

（三）饭前饭后不要组织幼儿进行剧烈运动

饭前应安排幼儿进行室内较安静的活动。饭后宜轻微活动，如散步，1～2小时后方可进行体育活动。

（四）培养幼儿定时排便的习惯，预防便秘

让幼儿养成定时排便的习惯。不要让幼儿憋着大便，以防形成习惯性便秘。适当运动，多吃蔬菜水果等含粗纤维较多的食物，多喝开水，都可促进肠道蠕动，预防便秘。

第七节　泌 尿 系 统

人体新陈代谢产生的大部分代谢产物，通过泌尿系统，以尿的形式排出体外。

一、泌尿系统

泌尿系统包括肾、输尿管、膀胱和尿道。肾脏生成尿，输尿管、膀胱和尿道排尿，膀胱还能暂时贮存尿液。

（一）肾

肾位于腹腔后部腰椎两侧，左右各一个。外形像蚕豆。血液流经肾脏，大部分的水、所有的葡萄糖及部分无机盐被重新吸收入血，剩余少量水、无机盐和所有的废物。每天,人体血液在肾脏被反复"清洗",将废物排出体外。

(二)膀胱

膀胱位于盆腔内,底部有通向尿道的开口。尿道开口处是环形括约肌,可控制尿道口,使尿液不外漏。当膀胱内贮满尿液后,膀胱内壁的神经末梢将刺激传到大脑,使人产生尿意,同时刺激传入位于脊髓的排尿中枢使膀胱平滑肌收缩,尿道口括约肌舒张,尿液由尿道排出。当大脑判断不宜排尿时,就抑制排尿中枢,使尿道括约肌收缩,关闭尿道口,防止尿液从膀胱漏出。

二、幼儿泌尿系统的特点

(1)肾功能较成人差。婴幼儿时期肾发育不完善,浓缩尿及排泄毒物的功能较差。

(2)膀胱贮尿机能差,排尿次数多。

(3)尿道短,易发生上行性泌尿道感染。

三、幼儿泌尿系统的卫生保健

(一)养成及时排尿习惯

教师应注意培养幼儿及时排尿的习惯,不要让幼儿长时间憋尿。如果经常憋尿,不仅难以及时清除废物,还容易发生泌尿道感染,可在活动前及睡眠之前提醒幼儿排尿,养成习惯。但不要频繁地提醒幼儿排尿,以免形成尿频,影响膀胱正常贮尿机能。6个月左右的婴儿,可在成人帮助下训练坐盆,1岁时即可主动坐盆排尿。不要让婴幼儿长时间坐便盆,以免影响正常的排尿反射。

(二)保持会阴部卫生,预防泌尿道感染

(1)让幼儿养成每晚睡前清洗外阴的习惯。要有专用毛巾、洗屁股盆,不要用洗脚水洗外阴,毛巾要经常消毒。

(2)1岁以后活动自如的幼儿就可穿封裆裤。教育幼儿不要坐地。

(3)每天适量喝水,既可满足机体新陈代谢的需要,及时排泄废物,又可通过排尿起到清洁尿道的作用。

(4)教会幼儿大便后擦屁股要从前往后擦,以免粪便中的细菌污染尿道。

(5)托幼园所的厕所、便盆应每天消毒。

第八节　皮　　肤

一、概述

皮肤主要由表皮和真皮构成。表皮外有一层已死亡的表皮细胞，称为角质层；真皮下有一层皮下脂肪组织。真皮里有丰富的血管、神经、毛囊，皮肤的附属物包括毛发、指甲、皮脂腺和汗腺等。

皮肤对机体起着保护作用，表皮成为阻挡微生物的天然屏障。表皮内的黑色素细胞可吸收阳光中的紫外线，生成黑色素，阻挡紫外线深入人体内。真皮较厚，具有一定的弹性和韧性，与皮下脂肪一起使皮肤能抵御、缓冲外力的摩擦、挤压和冲击。皮肤的感觉神经末梢丰富，可产生触觉、温度觉等。

皮肤能够调节体温。汗液蒸发可降低体温；皮下脂肪能保存体内热量，维持体温。

皮肤还有代谢作用。皮肤中有一种7-脱氢胆固醇，可吸收紫外线转化成维生素D。通过出汗，能排泄少量无机盐、废物和水。

二、幼儿皮肤的特点

（一）皮肤保护机能差，容易感染和受损伤

幼儿表皮较薄，很多部位角质层尚未形成，皮肤抵抗病菌感染能力较差，容易发生皮肤感染，如脓疱疮、甲沟炎等。婴幼儿皮下脂肪1岁前发育很快，以后逐渐减少，3岁后明显减少，到8岁时又开始增多，因幼儿皮下脂肪较少，皮肤抗击外力作用较差，磕碰时容易受伤。幼儿皮脂分泌较少，秋季皮肤易发生皲裂。

（二）皮肤保温作用差，散热多

幼儿皮肤里的毛细血管网密集，流经皮肤的血液量相对比成人多，因此，幼儿皮肤散热多而快。同时，幼儿汗腺发育较好，代谢旺盛，出汗多，也促进了散热。由于皮下脂肪少，皮肤保温差，幼儿神经系统对体温的调节作用不稳定，使幼儿往往不能适应外界温度的变化，气温骤变时容易患病。

三、幼儿皮肤的卫生保健

（一）养成良好卫生习惯，保持皮肤清洁

应教育幼儿养成爱清洁的习惯。

给幼儿洗头时，要避免皂沫进入幼儿眼睛。幼儿以留短发为宜。给幼儿修剪指甲时，手指甲应剪成圆弧形，脚趾甲则应剪平，边缘稍修剪即可。

（二）加强锻炼

经常组织幼儿进行户外活动，坚持冷水洗脸，可提高皮肤调节体温的能力，增强对冷热变化的适应性。

（三）注意幼儿衣着卫生

当季节、气候变化时，应提醒幼儿及时增减衣服。平日着装不宜过多，以提高机体的适应能力。衣服应安全舒适，式样简单，便于穿脱。内衣以棉织品为好。

（四）不用刺激性强的洗涤、护肤品

幼儿皮肤嫩、皮脂分泌少，不宜用刺激性强的洗涤用品，洗脸洗手后应使用儿童护肤品，不宜用成人用的护肤品或化妆品，幼儿不要烫发和戴首饰。

第九节　内分泌系统

一、概述

内分泌系统由内分泌腺组成。内分泌腺可分泌激素，激素以"渗透"的方式进入腺体周围的血管和淋巴管内，经血液循环到达身体的各个部位，控制和调节机体的新陈代谢、生长发育及生殖等生理过程。

人体内的主要内分泌腺有：脑垂体、松果体、甲状腺、甲状旁腺、肾上腺、胰腺、胸腺及性腺等。对幼儿生长发育影响较大的内分泌腺主要有脑垂体和甲状腺。

二、脑垂体

脑垂体位于大脑底部，重量不足1克，受下丘脑的控制。脑垂体能分泌多种激素，对儿童的生长、发育及成熟起着重要作用，并能调节其他内分泌腺的活动。

脑垂体分泌生长激素、促甲状腺素和促性腺激素，生长激素可促进组织器官

生长，特别是骨骼的生长。儿童时期若生长激素分泌不足，可使幼儿生长发育减慢，成人身体矮小，性器官发育不全，但智力正常，叫垂体性侏儒症。

促甲状腺素可促进甲状腺的发育及甲状腺素的合成与分泌。

促性腺激素可促进性腺的发育和分泌，性器官的发育成熟及生殖细胞的成熟。

三、甲状腺

甲状腺位于颈前部，喉与气管的两侧，重20～40克，是人体最大的内分泌腺。甲状腺能分泌甲状腺素，碘是合成甲状腺素的主要成分。

甲状腺素可调节机体的新陈代谢，促进儿童的生长发育；可调节营养物质与氧气在体内的代谢速度，并调节体温；能促进脑细胞的生成与成熟，促进骨骼与生殖器官的发育。孕期若缺碘，可致使甲状腺机能不足，婴儿出生后易患克汀病，又称呆小症，表现为智力低下、身材矮小、耳聋。

第十节 生殖系统

一、概述

生殖系统可分为外生殖器官和内生殖器官。男性外生殖器官包括：阴茎和阴囊；内生殖器官包括：睾丸、附睾、输精管、精囊、射精管和前列腺等。女性外生殖器官包括：阴阜、大阴唇、小阴唇、阴蒂、前庭及前庭大腺；内生殖器官包括：阴道、子宫、输卵管及卵巢。

二、幼儿生殖系统的特点及卫生保健

（一）婴幼儿期是性心理发育的关键时期

3岁左右，幼儿常会提出"为什么他站着小便"之类的问题；5～6岁时可出现恋父、恋母的情感，并提出"我是怎么来的"之类的问题。婴幼儿期是形成性角色、发展性心理的关键期。教师应注意对幼儿进行科学的、随机的性教育，使幼儿形成正确的性别自我认同，并提高自我保护意识，防范性侵害。

（二）保持外生殖器官的卫生

让幼儿养成每天清洗外阴部的习惯。若幼儿出现玩弄生殖器的现象，或出现"习惯性擦腿动作"，成人不要责骂幼儿，要以幼儿感兴趣的事情吸引其注意力，必要时应查明幼儿出现这类行为的原因，内裤过紧、蛲虫病、卧室过暖都可能是诱因。

课 后 演 练

一、选择题

1.同化作用和异化作用是新陈代谢密不可分的两个方面。婴幼儿生长发育迅速，_____相对较强。（　　）

A.同化作用　B.异化作用　C.呼吸作用

2.视觉是人们认识世界的主要途径，人们获得的知识_____%来自视觉。

A.40%　　　　　B.70%　　　　　C.100%

3.幼儿的图书应将字号设置为较（　　）。

A.大　　　　B.正常　　　　C.小

4.人体由_____块骨骼组成。（　　　）

A.106　　　　B.206　　　　C.306

5.循环系统在机体中运输的物质包括（　　　）

A.养料　　　B.氧　　　C.废物

6.血细胞分为（　　　）

A.红细胞　　　　B.白细胞　　　　C.血小板

7.幼儿呼吸时，吸进的是_____，呼出的是_____。（　　　）

A.氧气　二氧化碳　　　　B.二氧化碳　氧气　　　　C.氮气　二氧化碳

8.以下属于消化道的是（　　　）

A.口腔　　　　B.胃　　　　C.肝脏

9.幼儿的牙齿应至少每_____检查一次。（　　　）

A.3个月　　　　B.6个月　　　　C.1年

10.黑色素细胞可以阻挡空气中的（　　　）

A.紫外线　　　　B.红外线　　　　C.所有光线

二、问答题

1.应注意培养幼儿哪些良好的生活习惯？为什么？

2.如何保护幼儿的视力？

3.如何保护幼儿的牙齿？

4.如何保护幼儿皮肤？

本 章 小 结

幼儿神经系统的卫生保健：①保证合理的营养；②保证空气新鲜；③保证充足的睡眠；④制订和执行合理的生活制度；⑤创设良好的生活环境，使幼儿保持愉快的情绪；⑥安排丰富的活动及适当的体育锻炼。

眼的卫生保健：①教育幼儿养成良好的用眼习惯；②为幼儿创设良好的采光条件；③为幼儿提供的书籍，字体宜大，字迹、图案应清晰。教具大小要适中，颜色鲜艳，画面清楚；④定期给幼儿测查视力；⑤教育幼儿不要揉眼睛，毛巾、手绢要专用，以预防沙眼、结膜炎；⑥预防眼外伤；⑦照顾视力差的幼儿。

耳的卫生保健：①不要用锐利工具给幼儿掏耳朵；②预防中耳炎；③教师应注意观察幼儿的活动。

幼儿运动的卫生保健：①教育幼儿保持正确姿势；②组织适当的体育锻炼和户外活动；③衣服要宽松适度；④供给充足的营养。

幼儿循环系统的卫生保健：①合理组织体育锻炼，增强体质；②预防动脉硬化应始于儿童；③纠正幼儿挑食、偏食的毛病，预防缺铁性贫血；④发烧时卧床休息，减轻心脏负担。

幼儿呼吸的卫生保健：①培养幼儿良好的卫生习惯；②保持室内空气新鲜；③科学组织幼儿进行体育锻炼和户外活动；④严防呼吸道异物；⑤保护幼儿声带。

牙齿的卫生保健：①定期检查牙齿；②培养幼儿早晚刷牙、饭后漱口的习惯；③教育幼儿不要咬坚硬的东西；④婴幼儿饮食中供应充足的钙；⑤纠正幼儿某些不良习惯。

培养幼儿良好的进餐习惯：①饭后擦嘴、漱口，吃完零食也应及时漱口；②养成细嚼慢咽的习惯；③饮食定时定量，不暴饮暴食；④不要边吃边说笑，更不要边玩耍边吃零食。

幼儿泌尿系统的卫生保健：①养成及时排尿习惯；②保持会阴部卫生，预防泌尿道感染。

幼儿皮肤的卫生保健：①养成良好卫生习惯，保持皮肤清洁；②加强锻炼；③注意幼儿衣着卫生；④不用刺激性强的洗涤、护肤品。

第三章 幼儿的心理卫生

课前预习

1.重视和讲究幼儿的_____，是保证幼儿心理健康的重要措施。

2.成人在满足婴儿基本的生理需要的同时，还应该满足婴儿的心理需要，如：_____的需要、_____的需要、_____的需要、_____的需要等。

3.当婴儿出生_____个月以后，成人就应该逐渐开始给婴儿添加辅助食品。

第一节 幼儿心理卫生概述

随着人们对健康概念认识的日渐完善及对健康关心程度的不断提高，心理健康已越来越引起人们的普遍重视。要保证人的心理健康，就要讲究心理卫生。重视和讲究幼儿的心理卫生，是保证幼儿心理健康的重要措施。

一、幼儿心理卫生的意义

心理卫生，也称精神卫生，它是指维护和增进人们的心理健康、预防心理疾病的发生，以及矫治各种不健康心理的心理学原则、方法和措施。

较早从事心理卫生研究与实践工作的应属医学界。早期的心理卫生工作主要是围绕有躯体疾病和心理疾病的患者开展的，目的在于预防和治疗疾病，这可以说是一种狭义的心理卫生。

随着社会的进步以及医学的发展，人们更多地从积极的意义上去认识和研究心理卫生。当今社会，心理卫生工作的着眼点已经放在健康人的心理保健方面，即从个体生命刚刚诞生之时起，就开始加强心理保健工作，其目的在于从根本上消除对婴幼儿的心理可能造成的有害影响，预防心理障碍和心理疾病的产生，促使人们的心理尽可能达到较高的健康水平。可见，心理卫生的主要意义在于积极地维护和增进人们的心理健康。

幼儿期，是人的一生中身心各方面发展最迅速、最重要的时期。幼儿在成长的过程中并不是一帆风顺的，他们会经历许多转折点，也会遇到许多矛盾与困难。由于他们年龄尚小，经验与能力都很欠缺，而且，也极易受到各种不良因素的影响，因此，在其成长过程中，成人应重视幼儿的心理卫生，加强对幼儿的心理保健，增强幼儿的心理能力，尽可能避免幼儿出现这样或那样的心理问题或心理障碍，这对于幼儿心理的健康发展是十分重要的。

从社会的背景上看，现代社会正处于急剧的变化之中，社会竞争的日益激烈、人们生活节奏的不断加快、人际关系的日益复杂、家庭结构与居住环境的改变等等，都在无形之中增加了幼儿在成长过程中的紧张因素或不利因素，致使幼儿的心理问题较以前明显增多。

幼儿期的心理问题将会使幼儿在成长的过程中遭受挫折，这不仅会影响幼儿现阶段的生活和活动，影响幼儿心理的正常发育和健康，而且，不良的心理状态还会影响幼儿身体的正常发育和健康，有的甚至会导致躯体疾病或心理疾病的发生。不仅如此，某些心理问题或心理障碍，还将会影响到其一生的健康。许多研究表明，一个人在心理方面的异常、障碍和心理疾病，并不是无缘无故、突然发生的，其原因大多数起源于儿童时期（尤其是幼儿阶段）在心理方面所受到的不良刺激或不良影响。

因此，必须加强幼儿心理卫生工作。这是维护和增进幼儿心理健康乃至人一生健康的重要保证。

二、幼儿心理卫生工作的内容

幼儿心理卫生工作的内容相当广泛，凡是能维护和增进幼儿心理健康的措施和方法，都属于幼儿心理卫生工作的范畴。概括地说，一般包括以下几个方面。

（一）为幼儿提供良好的生活环境和教育环境

幼儿的家庭、托幼园所和整个社会，都应该为幼儿的健康发展提供良好的生活环境和教育环境，使幼儿的基本权益得到保障，减少并消除有损于幼儿身心正常发育的各种因素，从而使幼儿能受到良好的保护并得到充分的发展。

（二）加强各种心理保健措施，对幼儿进行心理卫生教育

在幼儿生长发育的过程中，卫生保健部门、家庭、托幼园所应做好相应的心理保健工作，例如：遗传咨询、妊娠期保健、产前检查、婴幼儿的护理和心理保健、合理营养、计划免疫、健康检查等，使个体生命从孕育之时起就能得到良好的维护和发展。根据幼儿发展的年龄特点，对幼儿进行心理卫生教育，也是幼儿心理卫生工作的重要方面。通过心理卫生教育，逐步培养幼儿良好的心理品质，增强幼儿自身的心理适应能力，提高幼儿心理键康的水平，从而使幼儿能更好地适应社会生活。

（三）幼儿心理问题的早期发现、早期干预和早期治疗

幼儿心理问题的早发现、早干预和早治疗十分重要。通过观察、诊断、筛查等方法，可以及早地发现有心理问题的幼儿，并及时采取相应的措施，对其进行早期干预和早期治疗，这样便可以把心理问题消灭在萌芽状态，从而为童年期的心理健康奠定良好的基础。从幼儿心理卫生工作的上述内容中可以看出，从事幼儿心理卫生工作的人员不仅应该包括幼教工作者、医务工作者，还应该包括家长和社会工作者。

三、幼儿的年龄特点与心理保健

幼儿在成长的过程中，会产生许多需要，也会随着年龄的增长遇到一些问题和困难，根据幼儿不同年龄阶段的特点，实施相应的心理保健，可以避免幼儿出现心理问题，促使幼儿身心健康发展。幼儿心理保健方面的内容很多，在这里，仅介绍在幼儿发展的不同年龄阶段中比较突出和重要的方面。

（一）0~1岁婴儿心理保健的重点

1.满足婴儿的多种需要

婴儿从出生之时起，就产生了需要，这些需要必须依靠成人才能得到满足。婴儿的需要可以分为两大类：一类是生理需要，另一类是心理需要。婴儿的需要是否能够得到满足，对其身体与心理的健康发展具有重要的意义。

婴儿最早出现、也是最基本的需要是生理需要，这是婴儿维持生命、保持正常发育的基本条件。这些生理上的需要主要包括：食物、睡眠、衣着、排泄、清洁、安全等。只有当婴儿的这些生理需要得到满足以后，他才会显得很宁静和放松，表现出愉快的情绪。婴儿的这些生理需要如果不能得到满足，不但会妨碍他的发育和身体的健康，而且还会影响其心理的健康发展。

成人在满足婴儿基本的生理需要的同时，还应该满足婴儿的心理需要，如：安全感的需要、爱的需要、交往的需要、活动的需要等。

婴儿喜欢在自己熟悉的环境中生活，喜欢躺在母亲的怀里吃奶，更喜欢成人多抱一抱他、多与他说话、多陪他玩、多逗他乐……每当这时，婴儿总是会表现出愉快的神情，甚至会开心大笑，这些都反映出婴儿对于爱、安全感及交往的需要。充分满足婴儿的这些需要，可以使婴儿感受到成人对他的关心和爱，从而产生对成人的依恋和信赖，建立起与成人亲密的关系，从中获得安全感、愉悦感和爱的满足，这些都是婴儿将来形成良好个性和人际关系的基础。

许多研究与事实证明，如果婴儿缺乏母爱、缺乏安全感或缺乏交往，那么，在其将来的成长过程中往往会表现出较多的心理问题，如情绪紧张、焦虑、多疑、胆怯、缺乏自信、吮吸手指、咬指甲等。

值得一提的是，母乳喂养对于婴儿身心健康的发展具有重要的价值。母乳是婴儿最理想的食品，它不仅有利于婴儿身体的发育和健康，而且，当婴儿躺在母亲温暖的怀抱中吃奶的时候，还能使婴儿感受到母亲的体温和母亲对他的爱抚，这种母子间肌肤的接触、眼神的相接以及气味的交融等，能加强母子间的情感交流，使婴儿获得心理上的满足，同时，婴儿在吮吸母亲乳头的过程，也会使他感受到一种安全和满足。

婴儿还有活动的需要，这主要表现在：他喜欢摸摸这、摸摸那，玩玩小手、蹬蹬小腿，不停地爬动、玩玩具、摆弄物体等。如果成人带他外出，那他的小眼更是会忙不迭地东看看、西瞧瞧，生怕漏掉什么……婴儿的动作能力和智慧，就是在这种不断的活动与探索之中逐渐发展起来的。婴儿对于事物的兴趣、活动的积极性和主动性，以及对自己能力的感受，也是在此过程中开始萌发的。如果给予婴儿的限制过多，或是给予婴儿活动的刺激过少，不能使婴儿的需要得到满足，则很可能使婴儿神情变得呆板，行为变得退缩、被动，各方面能力的发展较差，对自己缺乏信心，或是表现出发怒、反抗等不良的情绪和行为反应。

由于婴儿还不能用语言表达自己的需要，主要是通过不同的声音、表情、身体动作等来表达自己的感受和需要，因此，成人需要十分细心地观察婴儿，学会理解婴儿的各种反应和表现，以便能较准确地把握婴儿的身心状况和感受，及时满足婴儿的各种需要，以促进婴儿身心健康的发展。

2.避免婴儿受到伤害

对于婴儿来说，由于其年龄尚小，身体和心理的发育均处于十分娇嫩的状态，外界给予他的刺激哪怕只有一丁点儿，但对于他来说有可能就是非常大的。因此，在养育婴儿的过程中，要尽可能避免让婴儿受到任何伤害，包括身体上的和心理上的。

注意婴儿身体的保健及安全防护，是防止婴儿身体受到伤害的关键，成人要精心地照顾好婴儿的生活。疾病和身体受损，都有可能会影响到婴儿的正常发育。

避免让婴儿的心理受到伤害也是至关重要的。在这一时期，婴儿也会逐渐遇到一些不顺心的事，如断奶、所依恋人离开自己、陌生人的介入等等，而这些，又都是在婴儿生活中必须经历的事情。对此，成人要理解婴儿的心理感受，更要耐心地帮助婴儿慢慢过渡、逐渐适应，不要使婴儿感到不安、无助、忧郁、紧张或恐惧。

例如断奶，为了帮助婴儿逐渐减少对母乳的过分依恋，为断奶做好准备，当婴儿出生4个月以后，成人就应该逐渐开始给婴儿添加辅助食品，使婴儿知道除了母乳以外还有许多好吃的东西，以便激发婴儿对其他食物的兴趣，并使婴儿逐渐喜欢吃这些食物，这是为断奶做好生理与心理准备的重要一步。当婴儿手部动作能力有了一定的发展以后，成人可以给婴儿一些手拿食物吃，如手指饼干、小馒头片等，以便让婴儿自己体验拿东西吃的感受，这不仅能锻炼婴儿手眼协调的动作，而且还能使婴儿感到自己吃东西是那样的有趣、好玩，从而产生较浓厚的兴趣，同时，这也能使婴儿逐渐摆脱对母乳的依恋。就这样，通过逐步培养婴儿的咀嚼和吞咽能力，使婴儿对其他食物产生兴趣，减少母乳喂养的次数，最终达到断奶的目的。

在这一过程中，让婴儿有一个生理和心理的准备过程是相当重要的。成人尽可能不要采取突然断奶或是逼迫断奶的方式，否则，很容易使婴儿在生理和心理上产生不适应，引起婴儿烦躁不安、哭闹不止、拒绝进食，或使婴儿体验到失落和挫折。

正确对待婴儿怕生的现象也是很重要的。婴儿出生六七个月以后，由于他对母亲或主要照顾者产生了较强的依恋感，因而，对于家庭以外的人便会表现出怕生的现象。例如，当陌生人走近他或是逗他玩的时候，他会感到害怕甚至哭起来如果陌生人将他抱起，他哭闹得会更加厉害，身体拼命地挣扎……他已不再像从前那样，不管谁逗他都会觉得高兴。

婴儿怕生，是婴儿认识能力发展过程中的一个重要变化，这充分表明婴儿在感知和记忆能力等方面有所发展。对于婴儿所表现出来的怕生，成人应该做的是：一方面，不要强迫婴儿与陌生人接触，以减少婴儿的消极情绪和不安的感受；另一方面，应逐渐地引导和鼓励婴儿去接触周围的事物和人，不断扩大婴儿的接触范围和交往面，这样，便可以使婴儿在逐渐适应的过程中，摆脱心理上的恐惧和担忧，逐渐学习与他人进行交往。

（二）1~3岁婴儿心理保健的重点

1.满足婴儿独立性的需要

能独立行走，对于婴儿来说，是人生中的一个重大的转折点，这不仅意味着婴儿生活空间的扩展，而且更重要的是，婴儿可以根据自己的意愿行动了，他想到哪儿就可以到哪儿，其活动的自主性得到了很大提高。

随着婴儿动作能力、智力、自我意识等方面的发展，这一时期的婴儿已经不再像从前那样乖巧、听话，而是变得比较任性了，尤其是喜欢自己动手做事，什么都想自己来干，表现出独立性的需要和意识。例如，他们总是想自己用勺吃饭、自己穿脱衣服、自己洗手、自己倒洗脸水……而且，随着年龄的增长，其独立性的需求愈加强烈。

婴儿这种独立性的需要，是这一时期婴儿心理发展过程中的一个重要特点，可以说，这正是培养婴儿独立性最有利的时机。对此，成人应该认识到婴儿的这种需要和愿望，并尽力去满足他、帮助他、鼓励他和培养他，使婴儿能从中体验到成功，意识到自己的力量和能力，这样，婴儿就愈加乐意去学习做事，其行为会变得主动和积极。婴儿的独立性、自主性以及对事物的认识和各种能力，正是在这一过程中逐渐发展起来的，这对于婴儿良好个性的形成以及能力的发展都具有重要的意义。

相反，如果成人觉得婴儿做事太慢、干得不好，甚至添麻烦，对婴儿的活动缺乏耐心和信心，于是就去制止婴儿的活动，包办代替，或是责怪婴儿，这种做法，将会抑制婴儿刚刚萌发出来的独立意识，使婴儿对自己的能力产生怀疑，而逐渐放弃尝试和努力，最终养成婴儿对成人较强的依赖性，影响其独立性、自主性和各方面能力的发展，或者，会使婴儿产生不满的情绪，导致婴儿的逆反心理和反抗行为，这些均不利于婴儿心理的健康发展。

2.鼓励婴儿与他人交往

在独生子女的家庭中，由于缺乏兄弟姐妹，再加上城市中的居住特点，许多儿童交往的对象主要是自己的亲人，通常缺乏与同伴交往以及其他成人交往的经历，这将会给儿童社会化的过程带来一定的困难。

随着婴儿年龄的增长，他会逐渐开始对其他的儿童产生兴趣。当看见其他儿童时，他会表现出很高兴的神情，并情不自禁地上前用手去摸摸别人，玩玩别人的玩具，这是婴儿与人交往需要的重要表现，这也是帮助婴儿逐渐学习与人交往的有利时期，成人应给予积极的鼓励和帮助。

婴儿在与其他儿童一起玩的时候，难免会出现争抢玩具的现象。对此，成人应给予充分地理解，尽可能使每个婴儿的手中都有玩具玩，满足婴儿游戏与活动的需要。但有时他们之间仍然会出现争抢，这时，成人应该逐渐地帮助他们学习如何调整活动的内容、如何轮流着玩、如何分享玩具、如何合作着玩。对于较委屈的一方，成人应给予较多的理解、帮助和关心，不要使其情绪过于不愉快，并帮助他逐渐学习调节自己的情绪和行为。对于较好强的一方，成人应帮助他理解别人的感情，指导他如何与他人相处，不要过多地指责。如果婴儿能表现出友好的行为，成人一定要表扬他、奖赏他，使他能体会到获得表扬和奖赏后的愉快心情。

鼓励婴儿与其他陌生的成人进行交往也是很重要的。这不仅能帮助婴儿逐渐摆脱对陌生人的恐惧与不安，扩大婴儿的交往范围，淡化婴儿对亲人的过分依恋，而且也能帮助婴儿学习人与人之间交往的社会规范，这些均有利于婴儿社会性的发展。

3.帮助婴儿做好从家庭到托儿所的过渡

随着幼教事业的发展，城市中的托儿所逐渐增多，入托的婴儿也随之越来越多。从入托第一天起，婴儿的整个生活就发生了巨大的变化。婴儿离开自己的亲人和熟悉的家庭环境，来到一个陌生的环境，要和陌生的人在一起生活，要适应陌生的生活制度，这对于年龄尚小的婴儿来说，可以说是人生中的又一个重要转折点。婴儿能否顺利地渡过这一转折期，将会对其身体和心理的健康产生重要的影响。

一般来说，大多数的婴儿在这一过程中会出现"分离焦虑"的现象，这是由于离开亲人进入到一个陌生的环境，而产生焦虑不安或不愉快的情绪反应。这主要是对陌生的环境不太适应的反应。由于每个婴儿自身的特点与社会经历不太一样，因而这种分离焦虑的程度也不尽相同，有的轻一些，有的则较重一些。婴儿分离焦虑的主要表现是放声大哭、不愿意离开亲人、不愿意上托儿所当亲人离开以后，分离焦虑反应稍重的婴儿，其情绪仍然表现低沉或啼哭不止，有的甚至会出现尿床、拒绝吃饭、夜惊等适应不良的反应或心理问题。

为了帮助婴儿能顺利地适应新环境，避免因适应不良而造成心理问题，托儿所和家庭要相互配合，共同做好过渡工作。一方面，对于托儿所方面来说，最好采取渐进入托的方式，使婴儿逐渐熟悉新环境，例如：从认识教师和托儿所的环境开始，逐渐过渡到认识同班的小朋友，再过渡到熟悉托儿所的生活；入托的时间开始时应短一些，以后逐渐地延长；婴儿家长先陪婴儿玩一会儿，然后再离开婴儿等等。另一方面，托儿所应安排和照顾好婴儿的生活和活动，为婴儿营造一种轻松、愉快的生活与活动气氛，使婴儿能感受到教师对他们的关心和爱护，同时帮助婴儿学习与同伴交往，激发婴儿对各种活动的兴趣。

对于婴儿的家庭来说，家长应亲自带着婴儿认识新环境，熟悉新环境，积极鼓励婴儿入托的行为，给予婴儿更多的理解、关心和爱护，同时，在生活作息时间的安排以及生活能力的培养上，应注意与托儿所保持一定的衔接，努力帮助婴儿逐渐解除对新环境的不安与焦虑，促使其尽快地适应新环境。家长对于婴儿的态度和语言，在一定的程度上对婴儿的心理也会产生重要的影响。家长应多对婴儿说"××老师可喜欢你了""××小朋友可喜欢和你玩了""托儿所里有许多玩具，你玩了吗？""小朋友可想你了"……激起婴儿入托的愿望，而不应该对婴儿说"你如果再不听话，我就送你上托儿所去"等之类的话。

只有托儿所和家庭双方密切地配合，共同关心婴儿的身体和心理状况，共同调整婴儿焦虑不安的情绪反应，共同帮助婴儿适应新的环境，才能使婴儿比较顺利地度过这个转折期，而不至于造成心理问题或心理障碍。

（三）3~6岁幼儿心理保健的重点

1.帮助幼儿形成积极的自我概念

自我概念是指个体对自己的认识和评价，它是一个人个性特征的核心。幼儿期是个性形成的重要时期。幼儿处于什么样的环境，具有什么样的经验，主要来自外界对他的态度和评价，这在很大程度上将决定其形成什么样的自我概念，从而成为其以后个性发展的基础。

这一时期的幼儿，由于受其认识能力的局限，常常还不能客观地认识和评价自己，他们往往是根据他人对自己的态度和评价来认识和评价自己的。其中，成人对于幼儿的态度和评价起着重要的影响。正因为如此，成人对幼儿的态度如何，评价如何，还会影响到同伴对自己的评价。而这一时期的幼儿已开始具有一定的自尊心，他们渴望能得到同伴的尊重、赞赏和喜欢。因此，成人在对待幼儿时所采取的态度以及对幼儿所做的评价，都需要十分慎重。

为此，成人一方面应该尊重幼儿，把幼儿当成一个平等的个体来对待，不能随便地批评幼儿、指责幼儿或是训斥幼儿，这也是培养幼儿自尊心的关键；另一方面，成人在对幼儿进行评价的时候，要考虑评价的客观性和准确性，切不可因为幼儿的某一件事或某一个行为，就对幼儿简单地下结论，如"你怎么这么笨""你是一个不诚实的孩子"等，否则，不仅不能使幼儿对自己形成正确的认识和评价，而且，还有可能导致幼儿形成消极的自我概念。

成人应该尽可能客观地、全面地评价幼儿，而且在评价的时候，应该是以一种积极鼓励的方式来对待幼儿、帮助幼儿，促使幼儿能朝着某一方面去努力，从而帮助幼儿建立起对自己正确的态度和看法，使幼儿树立起自尊和自信。

2.重视幼儿正确的性别角色培养

性别化，是个性社会化的重要方面，它是指一个人按照社会所认为的适合于其性别的性格特征、情绪反应和行为态度发展的过程。每个社会都有其特定的性别角色的观念以及性别角色的行为标准。

一般来讲，儿童在3岁以前就能逐渐开始意识到自己的性别，知道自己是男孩还是女孩，这是对自己的性别产生了认同。到了3岁以后，随着幼儿年龄的增长，成人对于幼儿的行为会逐渐表现出性别上的要求，例如，"你是一个男孩子，男孩子是不哭的""你怎么这么调皮，一点儿不像个女孩子""女孩子应该干净点儿、温柔点儿"……幼儿的性别角色意识和行为也就随之而逐渐产生。

重视幼儿性别角色的培养，有益于幼儿从小建立起正确的性别角色意识和相应的行为，这对于其一生的性别角色活动以及终生的幸福都是十分关键的。

家庭在幼儿性别角色培养方面起着重要的影响作用。为了促使幼儿心理健康的发展，家长应从幼儿出生开始，就注意对其性别方面给予正确的影响和教育，例如给幼儿起名字、买衣服、买玩具，对幼儿的期待与要求等，帮助幼儿逐渐形成正确的性别角色意识和行为。家长应避免在这些方面有意或无意地将幼儿的性别角色颠倒，更不能为了自己个人的期望而将男孩子当作女孩子来养育，或者是把女孩子当成男孩子来养育，否则，将会使幼儿产生性别认同的障碍，使幼儿的个性和行为向异性方向发展，这样，最终将会导致其将来社会适应上的障碍或性心理变态。

3. 为入小学做好准备

入小学，也是人生中的一个重要的转折点。幼儿从幼儿园升到小学，将要进入一个崭新的环境，迎接一种崭新的生活。

为了能让幼儿顺利地适应小学的生活与学习，在这一时期，尤其是在入学前的半年，应让幼儿在身心两方面都有所准备。例如：激发幼儿入学的愿望，帮助幼儿了解小学生的生活以及小学的环境，发展幼儿的独立性、自主性和任务意识、规则意识，培养幼儿的学习兴趣和良好的学习习惯，在生活作息时间的安排上逐渐与小学相衔接等。

第二节　幼儿的心理问题

幼儿心理问题的早期发现、早期干预和早期治疗，对于幼儿的正常发育和健康成长，乃至其一生的健康都具有十分重要的意义。

一、幼儿心理问题的早期发现

在幼儿的成长过程中，免不了会出现这样或那样的问题，对此，我们首先应该考虑其年龄阶段发育的基本特点。因为，有些问题是幼儿发展阶段中的年龄特征，随着其年龄的增长以及教育的实施，这些问题会逐渐地自行消失，不属于心理问题。例如：两岁以前的幼儿，经常会出现尿床的现象，这是由于其生理机能发育的年龄特点所决定的，属于正常现象。再如，两三岁的幼儿经常表现出以自我为中心的行为，这也是其心理发展过程中的一个年龄特点，也属于正常行为。

那么，什么是幼儿的心理问题呢？

幼儿的心理问题，是指幼儿心理活动异常及行为表现偏离常态的现象。仍然拿上述例子来分析，两岁以前的幼儿经常出现尿床的现象，是属于正常的，但四五岁的幼儿如果也经常出现尿床现象，那就不正常了，属于一种心理问题。同样，随着幼儿年龄的增长、社会交往经验的获得以及教育的实施，幼儿会逐渐变得能与同伴友好相处，学会分享与合作，如果四五岁的幼儿仍然处处表现出以自我为中心，那他就很难与人相处，结果必然会导致社会适应上的障碍，这就是一种心理问题。

因此，在判断幼儿心理是否正常的时候，首先必须结合幼儿不同年龄阶段生理和心理发育的特征，并以此为基础，同时，还要考虑到幼儿所处的社会环境特点以及教育文化背景，综合地加以判断。

由于幼儿尚处于身心发育的迅速时期，其可塑性很大，这就为幼儿心理问题的矫治提供了有利的时机。如果幼儿的心理问题能得到及时的指导和矫治，这些在情绪和行为上的偏异就会得到较好的纠正，或者完全消失，这对于幼儿的正常发育和健康成长乃至其一生的健康都具有十分重要的意义。因此，成人应及早地发现并重视幼儿的心理问题，及时地进行分析，必要时，由儿童心理卫生工作者或儿童精神科医生进行鉴定确诊，然后针对具体情况，采取相应的对策和治疗手段，包括教育干预、心理治疗、药物治疗等。

二、幼儿常见的心理问题

幼儿在发展的过程中，由于受到来自生理的、心理的以及社会环境、教养方式等多方面因素的影响，有为数不少的幼儿会在其发展的某些阶段里，出现或多或少的在情绪或行为上的轻微偏异。例如：情绪不稳、爱发脾气、任性、冲动、多动、以自我为中心、破坏性行为、敏感、多疑、胆怯、退缩、害羞、过分谨慎、自卑、忧郁、孤僻、冷漠、依赖性强等。这些在情绪或行为上的偏异，除了具有程度上的差异外，有的还有一定的性别差异。

也有一些幼儿会出现相对较重的心理问题，如：夜惊、梦魇、遗尿症、神经性厌食、口吃、选择性缄默症、多动症、攻击性行为、吮吸手指、咬指甲、习惯性阴部摩擦等。

（一）夜惊

夜惊，是指睡眠时所产生的一种惊恐反应，属于睡眠障碍。

幼儿夜惊的主要表现是：在睡眠中惊醒，从床上突然坐起、两眼瞪直、惊慌失措、或哭喊出声，表现出恐惧、害怕、惊慌、焦虑等神情。这时，如果叫他，通常难以唤醒，对于他人的安抚，他一般不予理会。夜惊的发作可持续数分钟，发作后仍然能平静入睡，睡醒后基本上对此事没有记忆。

引起幼儿夜惊的主要原因有以下几种：①精神紧张、焦虑不安。如离开亲人进入陌生环境，受到成人的严厉责备，睡前看了较紧张、较恐怖的电视，或经常听一些情节较紧张的故事等。②不良的睡眠习惯。如睡眠时将手压在胸口上等。③躯体患有疾病。如因鼻咽部位患病而引起睡眠时呼吸不畅，或患肠道寄生虫病等。

幼儿夜惊的预防与矫治包括以下几点。消除引起幼儿精神紧张、焦虑不安的各种因素。注意培养幼儿良好的睡眠习惯。如果幼儿患有躯体方面的疾病，应及早进行治疗。随着引起夜惊诱因的解除以及幼儿年龄的增长，大多数幼儿的夜惊会自行消失。

（二）梦魇

梦魇，是指以做噩梦为主要表现的一种睡眠障碍。

由于幼儿在做噩梦时是处于极度的紧张、恐惧、焦虑之中，以致大声哭喊而惊醒。惊醒后，幼儿仍表现出短暂的精神紧张、焦虑不安，但能向他人叙述恶梦中的某些片段，表达出其恐惧、焦虑的体验，随后不多时，幼儿可以完全摆脱对梦境的恐惧情绪，再度入睡。

引起幼儿梦魇的主要原因有以下几种：①精神紧张、焦虑不安。如遭受挫折，受到惊吓，睡前看了较紧张、恐怖的电视，或听了情节较紧张的故事等。②不良的睡眠或饮食习惯。如睡眠时将手压在胸口上，睡前吃了较多的食物等。③躯体患有疾病。如因患呼吸道疾病而引起睡眠时呼吸不畅，或患有肠道寄生虫病等。

幼儿梦魇的预防与矫治包括以下几点：①消除引起幼儿精神紧张、焦虑不安的各种因素。②培养幼儿良好的生活习惯，使幼儿的生活有规律。③如果幼儿患有躯体方面的疾病，应及早进行治疗。

（三）遗尿症

尿床对于较小的幼儿来说，是一种也较普遍的现象，但幼儿到了四五岁以后，仍然经常性地出现不自主的排尿现象，则应视为患有遗尿症。由于遗尿多发生于夜间，故也称作夜尿症。在患遗尿症的幼儿中，通常男孩多于女孩。

幼儿遗尿症产生的主要原因有：①没有养成良好的排尿习惯。②由于精神紧张而引起大脑皮层功能失调，如精神受到创伤、受到惊吓、对生活环境的改变不能适应等。遗尿本身也是一种精神紧张的刺激，因而反过来又会加重遗尿现象。③白天疲劳过度，引起夜间睡眠过深。④躯体患有疾病，如膀胱炎、糖尿病等。

幼儿遗尿症的预防与矫治包括以下几点：①消除引起幼儿精神紧张的各种因素，包括幼儿因遗尿后产生的心理压力，帮助幼儿逐步树立起克服遗尿的信心。②安排好幼儿的生活，避免幼儿白天过累，晚间适当控制幼儿的饮水量。培养幼儿良好的排尿习惯。③对于患有躯体疾病的幼儿，应及早进行治疗。同时，也可以配合进行行为治疗、药物治疗等。

（四）神经性厌食

神经性厌食，是指由于心理因素而引起的一种进食障碍。

幼儿神经性厌食通常表现为：对食物缺乏兴趣，没有食欲，进食量很少，如果强迫进食则易引起呕吐。

引起幼儿神经性厌食的主要原因有以下几种：①家长过分注意幼儿的进食量，强迫幼儿进食。②精神紧张。如受到强烈的惊吓，家庭关系紧张，对新环境不适应，离开亲人等。

幼儿神经性厌食的预防与矫治包括以下几点：①成人要改变不良的喂养方式，不要强迫幼儿进食。②积极地为幼儿营造一种轻松、愉快的进餐环境，如果能有其他幼儿与其一同进餐，则可以起到较好的矫治效果。③消除引起幼儿精神紧张的各种因素，使幼儿能精神放松，情绪愉快。

（五）口吃

口吃，是指在说话时不自主地在字音或字句上，表现出不正确的停顿、延长和重复现象。它是一种常见的语言节律障碍。

口吃的幼儿在说话时，通常还伴有情绪激动、跺脚、拍腿、摇头、瞪眼等表现。口吃的幼儿常有自卑、胆怯、退缩、少言寡语、孤独、不合群等消极的心理特征。在患口吃的幼儿申，通常男幼儿多于女幼儿。

引起幼儿口吃的主要原因有以下几种：①精神紧张。如家长对幼儿的期望过高，对幼儿的态度过于严厉由于父母离异、强烈的惊吓等使得幼儿受到精神上的刺激等。口吃本身又会加剧幼儿心理的紧张程度，因而，当幼儿处于激动、紧张等状态时，其口吃现象则会表现得更为严重。②模仿。幼儿具有好模仿的特点，由于觉得口吃者讲起话来很好玩，于是经常加以模仿，时间长了便形成习惯。③成人教育上的失误。两三岁的幼儿，正处于语言发展的迅速时期，由于他们还不能迅速地选择词汇，或是不能迅速地组句，有时会表现出重复或延长某一个字或语言不连贯、不流畅的现象，这在幼儿语言发展的过程中属正常现象，是一种发育性的口吃，而不是真正的口吃。随着幼儿年龄的增长，这种口吃现象会逐渐消失。但如果在这一阶段中，成人经常对此加以纠正、训斥或加以模仿，无形之中会起到一种强化的作用，引起幼儿对自己说话的过分注意，使幼儿担心自己的说话不流利，精神变得紧张，这样口吃就会更加严重，结果反而真的形成了口吃。

幼儿口吃的预防与矫治包括以下几点：①消除引起幼儿精神紧张的各种因素，成人应用平静、柔和的语气与幼儿说话，引导幼儿不要着急、慢慢地说，决不要对幼儿口吃现象进行指责或过于纠正。②成人应注意周围的环境，尽可能避免因幼儿口吃而遭到周围人的嘲笑或模仿。③引导幼儿练习朗读儿歌、练习唱歌，也是帮助幼儿矫正口吃的一种较好的方法。此外，还可以同时配以专门的训练。对于幼儿在语言发育过程中出现的不流畅现象，成人应正确对待，不要使幼儿对说话感到紧张和不安。

（六）选择性缄默症

选择性缄默症，是指并无器质性损伤或病变，只是由于心理因素而引起的在言语交往上选择性的保持缄默不语状态。这是一种保护性的反应。患选择性缄默症的幼儿，通常在人多的场合或面对陌生人时，长时间地保持沉默不语，只是在亲人面前才开口说话。选择性缄默症多发生于3岁以上的幼儿。在幼儿选择性缄默症患者中，通常女幼儿多于男幼儿，而且，多见于较敏感、胆小、羞怯、体弱的幼儿。

幼儿选择性缄默症产生的原因，主要是来自心理因素，如精神紧张、恐惧、焦虑不安等。

幼儿选择性缄默症的矫治包括以下几点：①消除引起幼儿心理紧张的各种因素，使幼儿能在轻松、愉快的环境中生活和活动。②培养幼儿广泛的兴趣，积极鼓励幼儿参加到各种游戏活动中去。成人不要过多地注意幼儿的表现，更不要批评、训斥或逼迫幼儿说话，否则，会使幼儿的紧张心理加剧，甚至导致幼儿产生逆反心理，这更不利于矫治。对于选择性缄默症较严重的幼儿，可以请儿童精神科医生帮助治疗。

（七）多动症

多动症是多动综合征的简称，它是一种常见的儿童行为异常性疾患。多动症，是指以明显的注意力不集中、活动过多、行为冲动和学习困难为主要特征的一组综合征。

多动症一般在幼儿3岁左右就会起病。在患多动症的幼儿中，通常男幼儿多于女幼儿。

幼儿多动症的主要表现有：①活动过多、动个不停、不能静坐、常干扰别人的活动、活动无目标；②动作笨拙、精细动作的能力较差；③注意力不易集中、易转移、做事常常有始无终；④易发脾气、易兴奋激动、情绪易波动；⑤有冲动行为和攻击行为、行为易变、对小动物无辜残忍；⑥难于遵守集体活动的秩序和纪律等。

以上这些表现，并非每个多动症患者都具备，而且，其表现的程度也并非完全一样。

幼儿多动症产生的原因和机理很复杂，一般认为，它是由多种因素共同作用的结果。例如：遗传因素、脑损伤、代谢障碍、铅中毒，以及不良的教育方式等。

多动症的症状可以随着年龄的增长逐渐消失，但是，由于幼儿多动症患者所表现出来的行为，会影响到周围人对他们的态度，会引起成人对他们的不断干预，这些都将对他们心理的发展产生重要的影响，因此，应及早地进行矫治。

对于多动症的幼儿，成人要对他们进行耐心的帮助和指导，多鼓励他们，多表扬他们，不断增强他们的自尊心和自信。帮助他们按照一定的规律生活、鼓励他们多参加小组和集体的活动、引导他们遵守一定的行为规范、加强其动作的练习。通过这些，可以对他们注意力和自我控制能力的发展起到一定的促进作用。同时，还可以配合使用其他的治疗方法，如行为治疗等。

（八）攻击性行为

攻击性行为，是指有意想伤害他人身体或心理的行为。

幼儿攻击性行为通常表现为：当受到挫折时，采取打人、踢人、咬人、扔东西、夺取别人东西等类似的方式，来发泄自己紧张的情绪，以引起与别人的对立和争斗。幼儿的攻击性行为多见于男幼儿。

幼儿攻击性行为产生的主要原因有以下几种。①家庭教育不当。如家长对幼儿过分溺爱，造成幼儿任性、霸道家长怕幼儿吃亏，告诉幼儿"别人要是打你，你就打他"，这种错误的引导会使幼儿从"以牙还牙"，逐渐发展到欺负弱小家长经常用惩罚的方式对待幼儿，为幼儿起到了不良的示范作用。②疏泄情绪、保护自己。当幼儿受到挫折时，由于缺乏自我调节的能力或社会交往的经验，为了解除心理的紧张或维护自己的自尊，便采取用攻击他人的行为来宣泄自己的情绪或保护自己。③模仿。幼儿具有好模仿的特点，如果在他生活的环境中经常有攻击性行为出现，或所看的电视中常有暴力行为镜头，他就会去模仿、学习。

对于幼儿的攻击性行为，成人应尽早给予矫正，否则，会使幼儿出现社会适应性的困难，更会影响到幼儿道德行为的发展。为此，家长应该改变家庭教育的方式，对幼儿进行正确的引导和教育，不能简单和粗暴地对待幼儿，应为幼儿提供一个温暖、宁静、祥和的生活环境。托幼园所也应该调整好班级中的人际关系，帮助幼儿学习如何与他人相处，如何调节自己的情绪，如何对待挫折等。对于攻击性行为较严重的幼儿，可以采取相应的心理治疗。成人对幼儿的攻击性行为进行矫正和教育的过程，其实质就是帮助和促使幼儿社会化的过程。

（九）吮吸手指

吮吸手指，是指幼儿将手指放入口中进行吮吸的习惯性行为。

对于较小的婴儿来说，吮吸手指是一种常见的行为，也属正常现象，随着婴儿年龄的增长，到了两岁以后，这一行为会逐渐地自行消失。但如果在幼儿期仍保留着吮吸手指的习惯，则应该视为一种心理问题。

吮吸手指会给幼儿带来许多不利的影响。例如，会引起同伴的嘲笑，致使幼儿产生胆怯、紧张、自卑等会将手指上的细菌、病毒、寄生虫等通过口腔带人体内，引起肠炎、肠道寄生虫病等会使手指肿胀、脱皮、发炎、甚至变形等会引起下颌部发育不良，导致牙齿排列不整，影响面部的美观。

引起幼儿吮吸手指的主要原因有以下几种：①喂养方式不当。婴儿期由于种种原因，在对婴儿进行喂养的过程中，没有能满足婴儿吮吸的需要和欲望，致使婴儿以吮吸手指的方式来抑制饥饿或满足吮吸的需要，以后逐渐形成了习惯。②由于缺乏环境刺激，或缺乏成人的爱抚和关心，尤其是缺乏母爱，很容易导致幼儿从小就以吮吸手指来自我娱乐或自我安慰。③心理处于紧张状态。常处于父母争吵、家长的态度过于严厉等不良环境下成长起来的幼儿，当他的心理处于紧张状态的时候，也会不自觉地表现出吮吸手指的行为。

幼儿吮吸手指的预防与矫治包括以下几点：①改变不正确的喂养方式，不要让幼儿感到饥饿，从小培养幼儿良好的生活习惯和卫生习惯。②多给予幼儿关心以及爱的满足，尤其是母爱，使幼儿在心理上能获得安全感和满足感。③给予幼儿丰富的环境刺激，将幼儿的注意力吸引到各种活动中去，分散和淡化幼儿对吮吸手指的注意和依恋。④不要嘲笑幼儿，更不要恐吓幼儿或强行制止幼儿吮吸手指的行为，以免引起幼儿心理上的紧张，使幼儿产生逆反心理或自卑感等。

（十）咬指甲

咬指甲，是指经常控制不住地表现出用牙齿去咬手指甲的行为。

幼儿咬指甲这一行为多发生在3岁以上。咬指甲表现较严重的幼儿，会将十个手指的指甲都咬得很短，有的甚至会把指甲上的甲床咬出血来。还有的幼儿不仅咬手指甲，而且，还咬手指上的各个小关节、衣服袖子或其他物品。

幼儿咬指甲的行为，主要是与幼儿紧张的心理状态有关。因而，其行为多半发生在幼儿情绪紧张、焦虑不安的时候，如受到成人批评、训斥等，这是幼儿内心处于紧张状态的一种表现。幼儿咬指甲的行为一旦形成了习惯，即使不处于紧张状态，他也会经常地表现出这一行为，有的人甚至终生难改。

幼儿咬指甲的预防与矫治包括以下几点：①消除引起幼儿心理紧张的各种因素，帮助幼儿调节自己的心理状态。②成人通过多关心幼儿，多引导幼儿参加各种游戏活动，使幼儿能摆脱紧张情绪，轻松而又愉快地生活和活动。③培养幼儿良好的卫生习惯，如勤剪指甲等。④对于咬指甲较严重的幼儿，可以采取行为治疗的方法。

（十一）习惯性阴部摩擦

习惯性阴部摩擦，是指用手抚弄自己的性器官，或用其他的方式摩擦阴部的习惯性行为。幼儿习惯性阴部摩擦这一行为，最早可以发生在1岁左右，通常男幼儿比女幼儿多。

这种行为主要发生在幼儿入睡之前或刚醒来之时，有时，幼儿也会不分场合地进行。除了抚弄自己的性器官以外，有的幼儿还喜欢将两条腿摆放成交叉状，然后两腿上下进行摩擦，或者是骑坐在某一物体上，通过活动身体，以使阴部能受到摩擦。幼儿在抚弄或摩擦自己的性器官时，常常会伴有面红、眼神凝视、表情紧张等不自然的现象，有的还会出现气喘、出汗等生理性反应。幼儿的这种行为很少伴有性幻想，只是一种单纯性的抚弄或摩擦性器官的行为。

幼儿偶尔抚摸或玩弄自己的性器官，这在其生长发育的过程中属于正常现象，成人不必大惊小怪，但如果幼儿经常去抚摸或玩弄性器官，则应该引起足够的重视。

幼儿习惯性阴部摩擦产生的主要原因有以下几种：①躯体的局部不适。如由于外阴部位出现湿疹或患包茎、烧虫病等引起的阴部瘙痒，促使幼儿用手去摩擦阴部，以达到止痒的目的，经常这样便形成了习惯。②由于偶尔抚弄性器官后感到舒服，或是觉得性器官很好玩，于是就经常抚弄，逐渐形成习惯。③心理紧张。由于幼儿精神紧张、情绪不安，便以抚弄自己的性器官来作为安慰自己、消除紧张情绪的一种方式。

幼儿习惯性阴部摩擦的预防与矫治包括以下几点：①帮助幼儿形成良好的生活、卫生习惯，经常给幼儿清洗外阴，保持外阴部位的清洁和干燥。这样，能及时观察到幼儿的外阴部位是否有异常或疾病。如果有，应该及时地加以治疗。②帮助幼儿养成上床后就入睡、醒来后就起床的良好习惯，不要让幼儿躺在床上自由地玩。③给幼儿穿的裤子不要过紧过小，以免引起幼儿的不适感觉。幼儿在睡觉时，可以让幼儿穿上较长的上衣，使幼儿不能用手直接触及性器官。

幼儿抚弄性器官本属无知，成人不要对其进行训斥或责骂，否则，不但不会使幼儿减少这种行为的次数，反而会使幼儿对这种行为产生罪恶感或神秘感、好奇感，其结果反而会强化幼儿的这种行为。成人应该表现出对幼儿的这种行为不太关注，同时，以转移幼儿注意力的方式，来使幼儿放弃这种行为，例如跟幼儿说话、给幼儿玩具玩、吸引幼儿去参加其他的活动等。

课 后 演 练

一、选择题

1.婴儿最早出现，也是最基本的需要是（　　　　）

A.生理需要　　　B.心理需要

2.缺乏安全感的幼儿，会有以下哪种表现？（　　　）

A.情绪紧张　　　B.缺乏自信　　　C.咬指甲

3.成人觉得婴儿做事太慢时，可以代替婴儿去做吗？（　　　　）

A.不可以，应耐心让婴儿做完

B.可以，婴儿有时候徒添麻烦

4.婴儿进入托儿所后，家长可以经常给婴儿说的是（　　　　）

A.××老师可喜欢你了

B.小朋友可想你了

C.老师说你太调皮了，不喜欢你

5.幼儿3岁以后，成人应该对幼儿的行为提出性别上的要求，譬如（　　　　）

A.你是一个男孩子，男孩子是不哭的

B.你怎么这么调皮，一点儿不像个女孩子

C.女孩子应该干净点儿、温柔点儿

6.幼儿在_____岁出现尿床现象时，便可认为是一种心理问题了。（　　　）

A.3个月　　　B.2岁　　　C.6岁

二、简答题

幼儿心理卫生的意义是什么？

幼儿心理卫生工作包括哪些内容？

幼儿常见的心理问题有哪些？

本 章 小 结

幼儿心理卫生的意义：心理卫生，也称精神卫生，它是指维护和增进人们的心理健康、预防心理疾病的发生，以及矫治各种不健康心理的心理学原则、方法和措施。如果幼儿期的心理问题没有得到及时消除，将会使幼儿在成长的过程中遭受挫折，这不仅会影响幼儿现阶段的生活和活动，影响幼儿心理的正常发育和健康，而且，不良的心理状态还会影响幼儿身体的正常发育和健康，有的甚至会导致躯体疾病或心身疾病的发生。不仅如此，某些心理问题或心理障碍，还将会影响到其一生的健康。

幼儿心理卫生工作的主要内容：①为幼儿提供良好的生活环境和教育环境；②加强各种心理保健措施，对幼儿进行心理卫生教育；③幼儿心理问题的早期发现、早期干预和早期治疗。

幼儿常见的心理问题：①夜惊；②梦魇；③遗尿症；④神经性厌食；⑤口吃；⑥选择性缄默症；⑦多动症；⑧攻击性行为；⑨吮吸手指；⑩咬指甲；⑪习惯性阴部摩擦。

第四章　幼儿的饮食起居

课前预习

1.营养素是指维持和促进人体生长发育和健康所需要的各种食物所包含的营养成分，主要包括：_____、_____、_____、_____、_____、_____六大营养素。

2.保证幼儿的睡眠，一方面要保证幼儿睡眠的_____，另一方面要保证幼儿睡眠时的_____。

3.幼儿的服装除了要求能保暖和美观外，还要求服装具备_____、_____和_____的功能。

4.幼儿的身体状况存在着个体差异，有的幼儿身有残疾或患有某些疾病，教师应_____，对这些幼儿要格外照顾。

第一节　幼儿的膳食

一、幼儿的膳食与营养

合理的营养与膳食是幼儿健康成长的重要条件。托幼园所应提供符合幼儿生理需要的、适合幼儿口味与爱好的、营养丰富和平衡的膳食。

（一）幼儿的营养需要

6岁前是幼儿身心发育最为迅速的时期。此时幼儿生长发育迅速，新陈代谢旺盛，因而，每天必须从膳食中摄取足够的营养物质，才能满足机体生长发育和活动的需要。如果幼儿获取的营养物质缺乏，会阻碍幼儿身体的发展，出现体重过低、抵抗力下降、生长发育停滞等现象，甚至会影响其智力的发展。因此，幼儿园必须了解幼儿的营养需要，为幼儿提供科学、合理的膳食，以促进幼儿的正常生长发育和健康。

1.营养素概述

营养素，是指维持和促进人体生长发育和健康所需要的各种食物所包含的营养成分，主要包括：蛋白质、碳水化合物、脂肪、无机盐、维生素、水六大营养素。这些营养素对人体的作用主要体现在三个方面：第一，供给人体热能，以维持体温以及人体正常的生理功能，保证人从事各种活动所需的能量；第二，构成和更新人体细胞组织，促进生长发育，帮助人体合成激素、抗体等重要物质；第三，调节人体生理机能，使机体各组织器官正常协调的运转。

2.六大营养素的主要功能及来源

1）蛋白质

（1）蛋白质的主要生理功能。第一，构成和修补组织。全身每个细胞都由蛋白质组成，蛋白质是构成人体细胞组织的材料。而且，人体每天都有一定的蛋白质被分解、排出体外，因而需要摄取相应的蛋白质，用以弥补旧组织的消耗。第二，调节生理功能。蛋白质是人体内各种酶、激素和体内许多重要物质的基本原料。第三，提供机体的抵抗力。抗体是由蛋白质组成的，蛋白质是机体产生抵抗力必需的营养素。第四，提供热能。蛋白质可以提供热能，1克的蛋白质可产生4千卡的热量。但如果用蛋白质作为人体热能的主要来源则是不经济的。婴幼儿期若蛋白质摄取不足，可导致婴幼儿身体发育迟缓、体重减轻、抵抗力下降，甚至会妨碍婴幼儿智力的发展。

（2）蛋白质的组成及其营养价值。蛋白质是由氨基酸组成的，迄今为止，被人类发现的氨基酸有20余种，在20余种氨基酸中，绝大多数是可以在人体内合成的，但也有一部分是人体不能合成的，只能从食物中获得。我们把人体内不能合成，只能靠食物供给的氨基酸称为必需氨基酸。必需氨基酸主要有8种，它们是亮氨酸、异亮氨酸、赖氨酸、蛋氨酸、苯丙氨酸、苏氨酸、色氨酸、缬氨酸。对婴幼儿来说，必需氨基酸除了包括上述8种外，还应包括组氨酸。

任何一种食物其蛋白质的营养价值都是不一样的，有的营养价值较高，有的营养价值则较低。当某种食物中的蛋白质所含的必需氨基酸种类较齐全，相互搭配比例较适当，符合人体的需要，且容易被人体吸收，则此种食物蛋白质的营养价值较高。相反，若组成某种食物的蛋白质所含必需氨基酸种类不齐全，搭配比例不适当，则该食物的营养价值较低。一般来说，动物性食物的蛋白质所含的必需氨基酸种类较齐全，构成比例适当，与人体蛋白质的组成相似，容易被人体吸收，因而其营养价值较高；而植物性食物的蛋白质所含必需氨基酸种类不够齐全，构成比例不太合适人体，故营养价值较低。但大豆及其制品除外，其蛋白质的营养价值接近肉类，营养价值也较高。我们通常把动物性蛋白质和大豆蛋白质称为优质蛋白质。

我国人民的主食是谷类食物，而谷类所含的必需氨基酸不够齐全，营养价值较低。例如：小麦中缺乏赖氨酸，大米中缺乏赖氨酸和异亮氨酸。而豆类中富含赖氨酸和蛋氨酸，但缺乏苯丙氨酸。因而，若把谷类和豆类混合食用，豆类中的氨基酸正好补充谷类中的不足，二者取长补短相互补充，可使混合物蛋白质的营养价值提高。这在营养学上被称为蛋白质的互补作用，类似的运用还有很多，如豆饭、豆粥、豆沙包、腊八粥等，这些都是将多种植物性食物混合食用提高营养价值的例子。此外，植物性食物与动物性食物混合食用同样能起到这一作用，如菜肉馅包子和饺子等。因此，幼儿膳食应多样化，种类要丰富，做到粗细粮结合、荤素菜搭配，以便使食物的营养相互补充，提高它们的营养价值。

（3）蛋白质的主要来源。含蛋白质较为丰富的食物有动物性食物，如：乳类、鱼虾水产类、蛋类、瘦肉、动物内脏等，以及豆类及其制品等植物性食物。

2）碳水化合物

碳水化合物又称糖类。糖类的内容十分广泛，有甜的也有不甜的。严格地说，糖类包括三种：单糖、双糖和多糖。单糖可直接透过肠壁进入血液，如葡萄糖；双糖有乳糖、蔗糖、麦芽糖；多糖有淀粉、纤维素等。

（1）碳水化合物的主要生理功能。碳水化合物最重要的生理功能是供热。1克的碳水化合物可产生约4千卡的热量。它是一切内脏器官、大脑神经组织、四肢肌肉等发育和活动的强大动力，并以其供热多、吸收利用快、不油腻、又很经济，在三大供热营养素中独领风骚。在幼儿的膳食中，碳水化合物供热应占总热量的50%以上。此外，碳水化合物还有构成身体组织、保护肝脏、节约蛋白质等功能。

碳水化合物中还有一种物质叫纤维素，它虽然不能被消化吸收，供热极少，但却是人体不可缺少的营养物质。它能刺激胃肠的蠕动，增大食物残渣的体积，将食物残渣中有害的物质包裹起来，缩短粪便在肠道的停留时间，有利于排便。但纤维素也有它的不足，若食入过多，则会影响人体对其他营养素的吸收，故每日纤维素的摄入量应适宜。幼儿不宜吃粗纤维，每天可以从蔬菜、水果、谷薯类中摄取适量的柔软的纤维素，如吃较嫩的蔬菜、水果去皮再吃或将食物煮熟再吃等。

（2）碳水化合物的主要来源。碳水化合物主要来源于谷类（如大米、白面、玉米、高粱）、干豆类、根茎类（如红薯、马铃薯、芋头）食物，以及蔗糖、蜂蜜等。

幼儿碳水化合物的摄取量应适当，若摄取过多，则大量的葡萄糖会转化为脂肪堆积在体内，导致肥胖症；若摄取不足，则体内蛋白质消耗增加，体重减轻，易导致营养不良。

3）脂肪

（1）脂肪的主要生理功能。第一，脂肪是人体热能的重要来源之一。1克脂肪能提供9千卡的热量，是蛋白质和碳水化合物供热的2倍。脂肪是人体储存热能的仓库，人体从食物中摄取的大部分葡萄糖及脂肪，除消耗外，大多以体脂的方式储存于体内，当人体需要热能时，便会动用储存的体脂，以保护体内的蛋白质。第二，脂肪是构成人体细胞和组织的重要成分。第三，脏器周围的脂肪，能减少运动造成的摩擦，起着固定、保护内脏的作用。皮下脂肪还能减少体热散失，保持体温。第四，脂肪中的必需脂肪酸具有维持人体正常生理机能的作用。脂肪在体内可分解为脂肪酸，脂肪酸分为饱和脂肪酸与不饱和脂肪酸。动物油脂主要含饱和脂肪酸，如牛油、猪油、羊油、鸡鸭油等，它的营养价值较低，常吃可使血胆固醇增高，加快动脉硬化，不利于人的健康。植物油脂主要含不饱和脂肪酸，不饱和脂肪酸营养价值较高，对人体十分有益。不饱和脂肪酸是人体不能合成的，必须由食物提供，我们称之为必需脂肪酸。必需脂肪酸是人们膳食中不可缺少的，它对皮肤和微血管有保护作用，可降低血液胆固醇，减少血小板的黏附性，对幼儿的生长发育，尤其是中枢神经的发育十分重要。第五，脂肪可促进脂溶性维生素A、维生素D、维生素E、维生素K的吸收。

（2）脂肪的主要来源。人体所需的脂肪应以植物性油脂为主，如：葵花籽油、豆油、花生油、玉米油、芝麻油、菜籽油等。

幼儿摄取脂肪应适量，若脂肪摄取不足，可使幼儿体重下降，易发生脂溶性维生素缺乏症。若脂肪的摄入过多，超过机体的消耗，会在体内堆积，造成肥胖。因此，摄入适量的脂肪对幼儿是十分重要的。

4）无机盐

无机盐又称矿物质，是构成人体的重要成分之一。无机盐的种类很多，在人体内含量较多的有钙、磷、钾、硫、钠、氯、镁等；还有人体含量较少的微量元素，它们是：铁、锌、锰、铜、碘等。

无机盐的主要生理功能是：构成人体组织，调节生理功能。

幼儿需要的主要无机盐和微量元素有：钙、铁、锌、碘等。下面分别介绍它们的主要生理功能及其来源。

（1）钙。钙是构成人体骨骼和牙齿的重要物质。若幼儿钙的摄取不足，则会引起牙齿发育不良，易患龋齿，同时也会影响幼儿骨骼的正常发育，患佝偻病。含钙较丰富的食物有：奶类及其制品、豆类及其制品、小虾皮等海产品、硬果类等。

社会和家庭都应重视幼儿补钙的问题，因为幼儿生长发育旺盛，对钙的需要量较大，当供不应求时，就会引起缺钙，同时日常膳食中含钙丰富的食物少，吸收率低，而且这些食物还易在烹饪过程中，受到其他食物的干扰，如：食物中的某些物质与钙混合，易形成不溶性的钙盐，阻碍钙的吸收；谷物中的植酸与钙形成植酸钙；菠菜、苋菜中的草酸与钙形成草酸钙；过量吃脂肪，脂肪会将钙包裹起来，形成不被吸收的皂状物，影响钙的吸收。另外，钙被人体吸收必须要有维生素D的帮助，单纯补充钙是无济于事的。

因此，我们为幼儿提供膳食时，应尽量避开影响钙吸收的物质，多吃含钙丰富的食物，同时还应多晒太阳，适量补充维生素D，以便提高钙的吸收率，增进幼儿骨、齿的健康。

（2）铁。铁是合成血红蛋白的重要原料，参与体内氧的运输和利用。如果饮食中缺乏铁，可使幼儿患缺铁性贫血。含铁较丰富的食物主要有：动物肝脏、动物血、瘦肉、蛋黄等动物性食物，以及豆类、绿叶蔬菜、有色水果（如山楂、草莓、大枣、葡萄、樱桃）、菌藻类等植物性食物。

婴儿出生后3～4个月时，其肝脏内储存的铁已消耗殆尽，此时应及时添加含铁丰富的食物，如：蛋黄、鱼泥、肉泥等，供婴儿储备和利用；如果此时未及时补铁，就会出现缺铁性贫血。较大幼儿的贫血主要是因为膳食中缺铁或不良的饮食习惯所致，如吃零食、偏食等。托幼园所和家庭应积极帮助幼儿改变不良的饮食习惯，尽量提高膳食的质量，多为幼儿提供动物肝脏、动物血、瘦肉、豆类等含铁丰富的食物，同时还应多提供含维生素C丰富的蔬菜和水果，以促进铁的吸收。

（3）锌。锌是人体内一种极重要的微量元素，它可以组成人体许多种酶，并对酶起激活作用；并能促进人体生长发育，维持上皮和黏膜组织的正常功能。当幼儿体内锌缺乏时，可出现生长发育迟缓、体格矮小、性腺发育不良、创伤愈合慢、食欲不振、味觉与嗅觉减退等现象。动物性食物中含锌较为丰富，利用率较高，如肉类、动物肝脏、奶类及海产品等。植物性食物中的豆类含锌也较为丰富。

（4）碘。碘是合成甲状腺素的原料，可促进人体正常的新陈代谢，促进幼儿生长发育。当幼儿体内的碘严重不足时，会出现碘缺乏症，致使幼儿身体发育迟缓或停滞，智力低下。海产品中的海藻类含碘最为丰富，是碘的最佳来源，如海带、紫菜等。幼儿应多吃海藻类产品，以有利于补碘。在日常生活中食用含碘的盐，也是补碘的一种重要途径。不应擅自服用碘剂或碘片，以防碘中毒。

5）维生素

（1）维生素A。维生素A能维持人体正常视觉，如果缺乏，易患夜盲症。维生素A能保护上皮组织的健全，若维生素A缺乏，会出现上皮增生角化，毛囊角化，皮肤粗糙、干燥，容易脱屑，甚至指甲开裂，牙齿败坏，而且呼吸道、消化道、泌尿系统的黏膜容易受感染。幼儿维生素A缺乏者，易患肺炎、气管炎等。维生素A能促进幼儿的生长发育，维持幼儿骨骼牙齿的健康。

维生素A是脂溶性维生素，主要来源于动物性食物，如：动物的肝脏、蛋黄、乳类等。维生素A还有另外一个来源：胡萝卜素。胡萝卜素是维生素A的前身，它在人体肠道和肝脏内，转化为维生素A，因而是维生素A的一个重要来源。胡萝卜素主要存在于深绿色、红黄色蔬菜和水果中，如杏、桃、红薯、胡萝卜、黄色玉米等。

婴幼儿维生素A的摄取应注意以下两点。①吃鱼肝油不可过量。鱼肝油中维生素A丰富，但如果过量服用，可引起维生素A中毒，故服用鱼肝油应遵医嘱。②若幼儿看电视、看书、绘画等时间过长，用眼过度，会消耗大量的维生素A，因此，应适量补充维生素A。一般采用食补的方法。

（2）维生素D。维生素D可促进钙、磷的吸收，将钙和磷运送到骨骼内，使骨钙化，促进骨骼和牙齿的正常发育。维生素D对生长发育阶段的婴幼儿极为重要，如果缺乏维生素D，幼儿易患佝偻病和低钙手足抽搐。

食物中所含的维生素D很少，只在乳类、肝脏、蛋类中少量存在。乳类中以母乳含维生素D略多，故应提倡母乳喂养。维生素D最主要的来源：晒太阳。晒太阳是获得维生素D最简便的方法，其原理是：阳光中的紫外线照射在皮肤上，可使皮肤中的7-脱氢胆固醇转化为维生素D，从而促进钙和磷的吸收。因此我们应提倡婴幼儿多参加户外活动，多接受日光的照射。人工喂养的婴儿在晒太阳的同时，应适量服用鱼肝油，以补充维生素D，但不可过量，防止维生素D中毒。不应擅自为婴儿注射维生素D针剂，以防止中毒。

（3）维生素B_1。维生素B_1参与糖的代谢，保证机体能量的供给，从而保持神经系统、肌肉、消化系统、循环系统的正常生理功能。如果维生素B_1缺乏，易患脚气病；若乳母或婴儿的饮食中缺乏维生素B_1，也可患脚气病，严重时可危及婴幼儿的心血管系统、甚至危及生命。

含维生素B_1较为丰富的食物有谷类、豆类、硬果类、动物内脏、蛋黄等。其中，谷类的谷壳、谷胚中含维生素B_1较丰富，而精米、富强粉中含维生素B_1较少，因此，应多吃粗加工的粮食，这样便可获得丰富的维生素B_1。

为幼儿提供的膳食中，应多注意粗、细粮的搭配，此外，还应注意食物中维生素B_1的保护。维生素B_1适宜在酸性环境中保存，在碱性环境中极易被破坏，因此，蒸饭、煮粥、做馒头时，最好不要放碱，尽可能地保存其中的维生素B_1。

（4）维生素B_2。维生素B_2的主要功能是参与蛋白质、糖、脂肪的代谢，幼儿如果缺乏维生素B_2会出现口角裂开、发炎及患舌炎，并影响其视觉功能。

维生素B_2广泛存在于各种食物中，如：乳类、动物肝脏、肉类、鱼类、蛋类、绿叶蔬菜、豆类、粗粮等。

（5）维生素C。维生素C的主要生理功能是促进胶原蛋白的合成从而促进细胞间质的形成，人体如果缺乏维生素C，易患坏血病（维生素C缺乏病），故维生素C又称抗坏血酸。维生素C还可促进铁的吸收，促使体内抗体的形成，提高机体的免疫力。

维生素C广泛存在于新鲜蔬菜、水果中，如绿叶蔬菜、心里美萝卜、猕猴桃、草莓、枣、柑橘、山楂等。

蔬菜、水果以新鲜的为好，维生素C适合在酸性环境中保存，碱性环境、高温烹调、或长时间存放在干燥的空气中，都可使维生素C受到破坏。因此，买蔬菜应买鲜菜，而且不宜长时间存放。烹调时，蔬菜应先洗后切，切完就炒，炒菜时间不宜过长，应急火快炒，蔬菜不宜久炖，菜汤不应舍弃。

6）水

（1）水的主要生理功能。水是构成人体组织的重要物质，人体肌肉、血浆、骨骼、牙齿、脊髓、关节、眼球等器官都含有丰富的水分。身体内的水还帮助人体进行一切生理活动和生物化学反应。

（2）幼儿的需要量。幼儿对水的需要量主要取决于幼儿活动量的大小、外界的气温、食物的质与量等。通常气温越高，活动量越大，幼儿出汗就会越多，对水的需要量就会增加，而摄入的蛋白质、无机盐较多时需水较多，因此人体对水的需要量也会增大。

此外，幼儿年龄不同对水的需要量也有所不同：1岁以内的婴儿每天每千克体重应摄取120~160毫升的水；2~3岁的婴幼儿每天每千克体重应摄取100~140毫升的水；4~6岁的幼儿每日每千克体重应摄入90~110毫升的水。

幼儿的饮水量应充足，尤其是大量出汗、腹泻、呕吐以后，可使机体丢失大量的水分，这时应及时补充水，以防脱水。

7）热能

蛋白质、脂肪、碳水化合物是三大供热营养素，它们是机体热能的来源。人体利用这些热能维持正常的生命活动、生长发育以及从事各种活动。具体说，人体获得的热能主要消耗于以下几个方面。

（1）基础代谢。人体无论从事何种活动都需要消耗能量，即使是在安静状态下，人体各器官组织在完成其生理功能时，也需要能量。我们把人体处于安静、卧床、空腹、清醒、体温正常时，维持人体体温、心跳、呼吸、胃肠运动等方面需要的能量称为基础代谢。婴幼儿基础代谢是成人的2倍。

（2）消化吸收食物时需要一定的热能，也称食物的特殊动力作用。

（3）动作需要。人们从事各种强度不同的体力和脑力活动时需要消耗一定的热能，一般来说，动作强度大、持续时间长时，消耗热能较多，因此，活泼好动的幼儿消耗热能通常多于较安静、不爱活动的幼儿。

由于幼儿基础代谢较高，生长发育旺盛，活泼好动，对营养和热能的要求较高。1~3岁的婴幼儿每天需要1100~1350千卡的热量；4~6岁的幼儿每天需要1350~1700千卡的热量。

幼儿对热能的需要量大，这就需要成人为幼儿提供的食物中应含有较充足的热能。热能不足会消耗休内储存的蛋白质和脂肪，使幼儿消瘦，抵抗力下降，影响幼儿的生长发育。但如果热能过剩，则会引起幼儿的肥胖。目前肥胖的幼儿越来越多，这与他们热能摄取过剩而活动量过小有直接的关系。

（二）幼儿膳食的配制

1.幼儿膳食配制的原则

1）提供合理的、营养平衡的膳食

（1）膳食应多样化。不同的食物所含的营养成分不完全相同，依照食物的性质和所含营养素的类别，可以将食物大致分为五大类：谷类、肉蛋鱼类、豆类及其制品、蔬菜与水果类、热能性食品。

为了保证幼儿的健康，促进幼儿的生长发育，应让幼儿摄取多种食物，以获得丰富的营养和充足的热能。幼儿膳食应贯彻食物多样性的原则，主食与副食搭配，粗粮与细粮结合，荤食与素食结合，尽可能保证每天摄取五大类食物，以获得充足的营养。

（2）膳食的搭配要合理。在摄取多种多样食物的同时，还应注意到食物之间的搭配，做到平衡膳食。例如：膳食中优质蛋白质最好占总蛋白质摄入量的50%以上。

各种营养素供热占总热能的百分比是：蛋白质占总热能的10%～15%，脂肪占总热能的25%～35%，碳水化合物占总热能的50%～60%。

三餐之间的搭配应遵循以下的原则：早餐高质量；中餐高质量、高热量；晚餐清淡易消化。从数量上看，幼儿各餐热能的分配应为：早餐占全天热能的25%～30%，午餐占30%～40%、午点占10%左右、晚餐占25%～30%。

2）烹制方法应适合幼儿的年龄特点与喜好

烹调时在尽可能地保存各种食物营养素的同时，应做到细烂软嫩，便于幼儿消化。同时，还应做到味美色香，花样多，以增进幼儿的食欲。

3）讲究饮食卫生

应保证提供给幼儿的食物、膳食制作过程、餐具等均合乎卫生标准。例如膳食原料应选择新鲜的；需防止食物变质；不吃腐败的食物；厨房及其设备应保持清洁卫生；餐具应及时清洗消毒；工作人员应注意个人卫生等。

2.各年龄阶段幼儿膳食的配制

1）1岁以内婴儿的喂养

（1）母乳喂养。母乳是婴儿最理想的天然食品。母乳喂养好处很多，不仅在我国，世界各国都提倡母乳喂养。母乳中的营养成分含量和相互搭配比例都极适合婴儿，也易被婴儿消化吸收。母乳中含有多种抗体，可提高婴儿机体对疾病的抵抗力。母乳温度适宜，清洁卫生，食用方便而且经济。母乳喂养可以加深母子之间的感情，使婴儿能感受到母亲的关怀和爱抚，从而获得安全感和满足感，有利于婴儿心理的健康发展。

树立喂奶信心、早开奶、按需喂哺是母乳喂养的三个基本原则。①树立喂奶信心：孕妇分娩前应掌握有关母乳喂养的知识，懂得母乳喂养的重要性及方法，树立用自己的乳汁喂哺婴儿的坚定信念。这种思想准备会刺激大脑皮层，对分娩后的泌乳大有益处。②早开奶：新生儿出生后第一次吮吸母亲的乳头叫开奶，这时分泌的乳汁叫初乳，初乳是黄色的，含有丰富的蛋白质和抗体，既容易消化吸收，又抗感染，是新生儿出生后头几天的营养佳品。目前，世界各国普遍主张尽早开奶，一般在出生后半小时即可将新生儿抱在母亲的怀中，进行皮肤接触，继而让新生儿吮吸母亲的乳头，即可吃到少量初乳。有的母亲奶量极少或根本没有奶，也应让新生儿吮吸，这样可以促进乳腺的分泌，使母亲早下奶，多下奶。早开奶有利于新生儿在环境骤变、抵抗力极差的情况下，及早喝到营养价值极高的初乳，有利于新生儿的健康。③按需喂哺：在新生儿饥饿时应及时喂奶，不应定时喂奶。因为新生儿胃容量小，母乳分泌不足，而且新生儿每次吃进的奶量极少。所以，在新生儿饥饿时应及时喂奶，这既可满足新生儿的需要，解除饥饿感，也可促进母乳的分泌。随着乳汁分泌的增多，新生儿胃容积的增大，喂奶的时间间隔可以逐渐延长，喂哺的次数可逐渐规律化。

新生儿头几天吃奶时间较短，一般为2～4分钟，以后，每次增至8～10分钟，最长不超过20分钟。喂哺前，母亲应清洁双手和乳头。母亲喂奶的姿势可坐可卧，以母亲感到舒适为宜。喂奶时，母亲一只手抱住乳儿，另一只手轻轻压住乳房，以免乳房堵住乳儿的鼻孔影响其呼吸，或乳汁流速太快呛着乳儿。喂奶时最好吸空一侧乳房再吸另一侧，有利于乳汁的分泌。哺乳完毕，应将乳儿抱起，头放在母亲的肩头，轻拍乳儿后背，以便打嗝排气，防止溢奶。乳母应注意：合理营养，劳逸结合，心情愉快，这样有利于乳母健康和乳汁分泌。

（2）人工喂养。因母乳缺乏或其他原因不能以母乳喂养，可选用其他乳类、乳制品或豆制代乳粉等食物喂养，称为人工喂养。

进行人工喂养时需注意：应注意选择既富有营养，又易于消化的婴儿食品，一般以配方奶粉为好。乳儿的奶具应及时清洗消毒。两顿喂奶之间应喂适量的水。人工喂养的小儿，出生后应遵医嘱服用适量的鱼肝油，并坚持晒太阳。

（3）添加辅食。随着婴儿月龄的增加，对营养素的需要量也在逐步增多，母乳和各种代替品中的营养成分如铁、钙、维生素等已不能满足婴儿生长发育的需要，而且，婴儿消化系统功能也在不断地增强，胃容量在增大，牙齿逐渐开始萌出，这些都对食物的种类、性质提出了新的要求。为了保证供给婴儿足够的营养，提高婴儿的咀嚼和吞咽能力，使婴儿逐渐适应乳类以外的各种食物，应逐渐给婴儿添加半流食和固体食物。而且，保证婴儿逐步添加辅食，还有利于今后的断奶。

添加辅食应遵循如下原则。第一，循序渐进，逐步适应。辅食的添加应由少到多，由一种到多种，由稀到干，由软到硬，由细到粗，适时添加，循序渐进。如：蛋黄的添加可在婴儿4个月时开始，每天一次，可喂1/4个蛋黄，持续3~4天，若一切正常，可逐渐加量。水果和蔬菜的添加，最初可吃一点儿水果汁、蔬菜汁，以后可以喂水果泥、菜泥，长牙后可喂碎菜和软水果。第二，辅食应在喂奶前添加，防止婴儿吃饱奶后不吃辅食。第三，炎热的夏季或婴儿生病时，应暂时延缓添加新辅食。第四，辅食的种类及添加量应结合婴儿的月龄、健康状况及营养需要而定，可增可减，灵活掌握。若添加过早，会引起婴儿的消化不良；添加过晚，可引起婴儿营养不良和断奶困难。在给婴儿添加辅食的时候，还应注意观察婴儿在精神、食欲、睡眠、大小便等方面有无异常，若出现问题应及时调整。

辅食添加的顺序如下。①4个月以后可开始添加蛋黄、米粉、奶糊、水果汁、蔬菜汁等。②6个月以后可开始添加稀粥、烂面条、饼干、菜泥、土豆泥、水果泥等。③8个月可开始添加碎菜、瘦肉末、鸡蛋羹、动物血、肝泥、鱼末、软饭、粥或压碎的芝麻、花生、核桃等。④1岁以后应以软饭、粥、面条、包子、饺子、馄饨等食物作为婴儿的正餐，如午餐和晚餐，但每日仍应为婴儿提供一定量的奶类食物。

总之，辅食的添加既要遵循以上的原则，同时也要考虑婴儿的个体差异，在观察的基础上，灵活地调整辅食的种类和数量，帮助婴儿顺利地渡过断奶阶段。

2）1~3岁婴儿的膳食

这一时期的婴儿，生长发育十分旺盛，对营养的需求量大。牙齿逐渐出齐，咀嚼能力有所提高，胃的容积在逐渐增大，胃肠消化能力也在逐渐增强，已基本接受了成人的饮食。但与成人相比，无论是消化能力，还是对各种食物的适应能力都是较低的，所以需要为婴幼儿专门调配膳食。

为婴儿准备的食物，应做到碎、细、烂、软、嫩，以符合他们娇嫩的消化系统。此时期婴儿的主食如米饭、面条等应做得软些，馒头、包子、花卷、馄饨、饺子等应做得小些。在菜肴方面，为婴儿准备的鱼、鸡、鸭等带骨、带刺的食物，应先脱骨去刺或剁成馅做丸子、带馅食品或做成肉末烹制，蔬菜应切成碎末状，2岁后小儿的肉和蔬菜可切成小丁、小块或细丝状。婴儿的食物都不应带有辛辣味。

婴儿膳食的烹制应做到色鲜味美，不宜使用色素。在外形上，主食可做成婴儿喜爱的小动物的形象，如：金鱼卷、刺猬包、蝴蝶卷等，这可大大提高幼儿的食欲。

3）3～6岁幼儿的膳食

这一时期的幼儿乳牙已全部出齐，咀嚼能力和消化吸收能力较3岁前有所增强。他们的膳食种类已与成人基本接近，食物的烹制也无须像以前那样过于细致，属于向成人膳食的过渡阶段。如：饭不用做得很软、肉和菜不必切得太碎，可以在成人的协助下吃少刺的带鱼、黄花鱼和带骨的鸡、鸭块和猪排骨等食物。但膳食仍需注意易于消化吸收，色香味美，避免辛辣味。

二、幼儿的进餐与喝水

进餐与喝水是人的生理需要。幼儿对食物的偏好、摄取食物的方式，以及进餐习惯会受到各种因素的影响，有些偏好和习惯对健康不利，他们一旦形成，便很难改变，甚至影响终身，因此需要成人的正确引导和培养。

（一）幼儿进餐的卫生

1.激发幼儿良好的食欲

食欲是由食物引起的兴奋。食欲的产生是生理因素和心理因素共同作用的结果。食欲一方面由生理刺激引起，即依靠食物进入消化道，引起消化道的蠕动和消化液的分泌；另一方面依靠心理的刺激，即食物的色香味和由此唤起的愉快的经验，两方面吻合时便产生了旺盛的食欲。

幼儿的食欲有其变化的过程。1岁左右的婴儿生长发育极为旺盛，机体对食物的需要量逐渐增加，故食欲较旺盛。2~3岁的幼儿因活动的范围扩大了，注意力经常集中在对周围事物的探索和游戏之中，致使幼儿的食欲有所下降，并表现出时好时坏、波动不定的特点。对同一食物的态度上，也表现出时而喜欢，时而不喜欢，缺乏稳定性。4岁以后，幼儿的食欲基本稳定下来，在饥饿时能主动摄食，保持着较好的食欲。但较大幼儿的食欲也会因种种原因出现波动，如患病，不高兴，精神紧张等，都会引起食欲降低。

如何保持幼儿良好的食欲呢？第一，幼儿饮食应多样化，注意其色香味形，以吸引幼儿进食。第二，不要在进餐过程中批评幼儿。第三，尽早教会幼儿自己动手吃东西，这样能提高幼儿进餐的兴趣。第四，适当地参加体育活动，可促使幼儿保持较好的食欲。

2.培养幼儿良好的饮食习惯和文明的进餐行为

进餐是健康的需要，也是文明的表现。教师应逐渐培养幼儿饭前洗手、饭后擦嘴漱口、不挑食、不偏食、细嚼慢咽、不撒饭、不敲碗筷、咀嚼不出声等良好的饮食习惯和文明的进餐行为。

3.进餐时教师应仔细观察，精心照顾幼儿

幼儿进餐时，教师应仔细观察每一个幼儿的进餐行为，观察幼儿的进餐情绪、进餐速度、进餐量及对食物的偏好，发现问题及时处理。如：当发现幼儿进餐时情绪低落、食欲较差，应检查和询问幼儿是否发烧、有无牙疼、嗓子疼、肚子疼等。对于挑食的幼儿应进行耐心的引导工作，可让幼儿少量尝试该种食物。当幼儿吃带骨、带刺的食物时，更应密切观察，进行必要的指导，若发现骨、刺卡入喉咙，应迅速做出处理。幼儿进餐时还容易出现不小心咬破舌头、咬破嘴唇、掉了门牙、打翻饭碗等现象，教师应耐心细致地帮助解决。

4.饭前或饭后不宜做剧烈的活动

为了保证幼儿消化道的正常蠕动、消化液的正常分泌，以及良好的食欲，在进餐前或后的半小时内不宜做剧烈的活动，应进行一些安静的活动，如手指游戏、念儿歌、听故事等，这些活动可使幼儿的交感神经、呼吸系统、循环系统等平静下来。为进餐做好生理上的准备。

（二）幼儿喝水的卫生

1.使幼儿养成喝白开水的习惯

白开水对幼儿十分重要。托幼园所应保证白开水的供应，并要提醒幼儿摄入白开水。平时应培养幼儿喝白开水的习惯，在家中家长应为幼儿树立榜样，主动饮用白开水。幼儿应尽量以白开水为饮料，减少甜饮料的摄入量。对于不习惯喝白开水的幼儿，应由少到多，逐渐增加饮水量。同时教师和家长应通过多种形式使孩子明白白开水对身体的好处。

2.培养幼儿主动饮水的习惯

教师应按时提醒幼儿喝水，每次尽可能喝足量，还应帮助幼儿学会渴了就喝、主动饮水的好习惯。注意区别对待不同的幼儿也很重要。对不爱喝水的幼儿，教师应格外注意引导他们饮水；对体质差的幼儿、患病初愈的幼儿、经常上火的幼儿、嗓子肿痛的幼儿应多提醒他们饮水。

3.幼儿喝水时具体的卫生要求

（1）喝水前应先洗手，然后去拿自己的杯子，喝完水后将杯子放回原处。

（2）开始喝水时要小口尝试，避免烫嘴。若水较烫，应等凉了后再喝。

（3）喝水时不要说笑，防止喝呛。

（4）养成刚刚剧烈运动后、吃饭时不喝水的习惯。

第二节　幼儿的睡眠

一、概述

睡眠对幼儿的健康十分重要，它能消除幼儿一天中脑力、体力活动造成的疲劳，使神经系统、骨骼和肌肉、内脏器官等得到休息。尤其是睡眠时人体生长激素大量分泌，有助于促进幼儿身高的增长及大脑皮层的发育。因此，无论在幼儿园还是家庭都应保证幼儿充足的睡眠。

保证幼儿的睡眠，一方面要保证幼儿睡眠的时间，另一方面要保证幼儿睡眠时的质量。一般来说，幼儿年龄越小，需要睡眠的时间就越长。

幼儿的睡眠时间也存在着个体差异。有的幼儿睡眠时间较长，躺下即可入睡，而有的幼儿睡眠的时间较短，夜晚入睡迟，中午毫无睡意，让他们提前睡觉或午睡是十分困难的事。重视幼儿睡眠的质量也很重要，注意不要让幼儿睡前听一些较惊险的故事，或看一些情节较紧张的电视剧，应使幼儿能轻松愉快地入睡，这样可以避免睡眠中出现的夜惊或梦魇，使幼儿睡眠过程中平稳踏实。

二、幼儿睡眠的准备

为了提高幼儿的睡眠质量，需要为幼儿提供良好的睡眠条件。

1.活动安排上的准备

睡眠前可组织幼儿进行一些安静的活动，如户外散步、桌面游戏等，提醒全体幼儿排尿，检查幼儿的衣袋，防止幼儿将小物品带到床上玩耍。

2.睡眠环境上的准备

寝室里新鲜流通的空气、适宜的温度与湿度、较暗的光线、安静的环境，以及舒适温暖的寝具是幼儿高质量睡眠的保证。

3.幼儿心理上的准备

睡前，教师应注意保持幼儿愉快轻松的情绪，使幼儿在良好的精神状态中安然入睡。教师不应在睡前批评或恐吓幼儿，也不得给幼儿讲激烈的、易引起悬念的故事。

4.对个别幼儿进行指导

幼儿的睡眠同其他活动一样，存在着个体差异，需要教师区别对待。例如，对于需要睡觉时间较长的幼儿、脱衣动作较慢的幼儿、年龄较小的幼儿，以及体弱多病的幼儿，应让他们提前进入睡眠室，提前睡觉；而对于那些精力旺盛、体质较好、不喜欢睡觉的或上床后爱与他人逗玩的幼儿，可分成几组依次上床睡觉，这样便于教师管理，也能满足不同幼儿的需要。

三、幼儿睡眠的卫生

1.培养幼儿良好的睡眠习惯

（1）培养幼儿独自入睡的习惯

初入托幼园所的幼儿，常会出现睡眠问题。其原因主要在于：幼儿首次离家来到新的环境，内心异常焦虑；幼儿在家庭中养成了睡眠需要人陪着或哄着的习惯，否则就难以入睡。

对于入睡困难的幼儿，保教人员应有耐心，努力理解幼儿，满足他们的要求。教师可以坐下来，轻拍幼儿，陪伴他们入睡，使幼儿对新环境产生安全感。也可以让幼儿将家里陪睡的小被子或毛绒玩具等带来陪着自己入睡。当幼儿适应新环境以后，教师可逐渐减少陪伴幼儿的次数，也可视幼儿的具体情况逐渐拿掉陪伴幼儿的玩具，让幼儿学会独立入睡。

（2）养成幼儿按时睡眠、按时起床的习惯

托幼园所应执行一定的生活作息制度，使幼儿逐渐养成按时睡眠、按时起床的良好习惯。同时，也应促使幼儿家庭配合工作，使幼儿在家庭中也能逐渐养成按时入睡、按时起床的习惯。

（3）培养幼儿正确的睡眠姿势

托幼园所和家庭都应注意幼儿的睡姿，引导幼儿不趴卧、不跪卧、不蒙头睡觉，鼓励幼儿侧卧或仰卧，以保证幼儿的睡眠质量和身体的健康。

2.掌握排尿规律，及时提醒幼儿排尿

教师应了解每一个幼儿的排尿规律，注意有尿床习惯的幼儿，观察他是每天尿床还是偶尔尿床。偶尔尿床的幼儿大多由于白天玩得过于劳累、喝水或喝汤过多等缘故。有尿床习惯的幼儿应进行身体检查；防止器质性病变。教师应逐渐掌握幼儿尿床的具体时间，以便及时叫醒幼儿排尿。平时教师应掌握幼儿膳食的干稀情况，灵活掌握提醒全体和个别幼儿排尿的时间和次数。在幼儿睡眠中，教师应经常检查尿床幼儿的被褥，发现尿湿，及时更换。

3.仔细观察，及时发现异常情况

在幼儿睡眠的过程中，教师要注意观察每个幼儿的睡眠情况，一方面要注意幼儿的被子是否盖好，睡姿是否正确，有无蒙头睡觉，蒙头而未睡的幼儿是否在被子下面玩玩具或拆弄被褥、身上的衣服或是否在玩弄生殖器等，若发现以上情况应及时帮助与引导。另一方面，教师应注意及早发现突发疾病的幼儿，如注意观察幼儿睡得是否安稳、小脸颜色是否正常、体温是否正常、有无拉稀、有无流鼻血等现象，若发现幼儿的身体有异常表现或已患病，应及时采取相应的措施。

第三节　幼儿的着装

一、幼儿衣着选择的主要原则

人人都需要着装，不同年龄的人在着装的要求上会有所不同。幼儿的服装除了要求能保暖和美观外，还要求服装具备舒适、方便和安全的功能。舒适是指服装的大小与宽松适度、面料柔软、吸湿透气、款式简单、不妨碍幼儿的生长。方便是指服装便于幼儿穿脱和运动。安全是指服装的扣子、带子等不会导致意外事故。总之，保暖、舒适、方便、安全、美观是幼儿着装的基本原则，幼儿的服装应依此购买和制作。

二、幼儿衣着面料的选择

婴幼儿皮肤娇嫩，排汗量多，因而婴幼儿的贴身内衣应选用纯棉的面料。纯棉的内衣吸湿性、透气性好，而且柔软、保温，十分适宜婴幼儿。而尼龙化纤面料吸水性差，汗水附着在皮肤上，易导致微生物繁殖、腐败发酵，诱发幼儿过敏和湿疹，而且化纤织物对幼儿皮肤的刺激性较大，故不宜做贴身内衣。婴幼儿内衣也不适宜用丝、毛织品，因为丝毛中含有蛋白质成分，易使过敏体质的孩子出现湿疹。

婴儿的外衣面料也最好使用棉制品，这样，在成人抱婴儿的过程中也能使婴儿感到舒服，不至于擦伤婴儿娇嫩的皮肤。较大幼儿的外衣面料的选择可以多种多样，主要以舒适、结实为主。

三、幼儿衣着款式和大小的选择

幼儿衣着款式的选择应该简洁、方便、安全，大小宽松适度，色彩明亮、欢快和醒目，充满童趣。

（一）上衣

幼儿上衣的领子、袖子的款式及长短、宽窄都应适合于幼儿的身材特点。幼儿的脖子短，因此衣领最好选择圆领或翻领，这既保暖又便于头部活动。衣袖不可过长，否则影响幼儿的活动。衣服扣子应光滑无棱角。为了便于穿脱，衣服的纽扣应在幼儿的前襟处。幼儿的衣服应少装饰，尤其应避免装饰性的小球、小动物、带子、金属标志等悬挂在衣服上，以免引起安全问题。

（二）裤子

幼儿的裤子可以是松紧的束腰裤，也可以是背带裤。松紧带的裤子便于幼儿穿脱，但较小的幼儿不太会将内衣塞入裤子中，冬季腹部容易受凉。对此，教师应注意提醒和经常检查幼儿的裤子是否穿的得当。还应注意松紧带的松紧程度，避免过紧，以保证幼儿腰腹部血液循环的畅通，对于穿背带裤的幼儿，教师应多给予照料，多提醒幼儿注意背带的安全，同时，也应注意背带的长短，及时进行调整，以免影响幼儿躯干的增长。

幼儿裤腿的长短和宽窄应适中，过长或过宽的裤腿都会影响幼儿的活动，有时还会带来危险。

男幼儿裤子的前开口不应有拉链，以防伤及生殖器。

（三）鞋

幼儿足部皮肤薄嫩，保护功能差，肌肉和韧带较柔嫩、松弛，足弓不牢固，足骨尚未骨化，易变形，因此，幼儿鞋的大小要合脚，软硬要适度，而且应轻便、舒适、透气性好，这样有利于幼儿的运动。幼儿鞋的大小以在后跟处能伸进一个手指为宜，鞋底以1~1.5厘米为宜，鞋底应较柔软而且有弹性，并具备防滑的特点。如果幼儿所穿的鞋不舒适，则会使幼儿的足部肌肉松弛、足弓塌陷、足骨变形，甚至引起骨盆的变形。

较小幼儿的鞋带最好使用尼龙扣或松紧带，较大的幼儿可穿系带的鞋，但鞋带不宜过长。幼儿夏天穿的凉鞋应特别注意其舒适性和安全性，避免幼儿脚面皮肤受磨、脚底起泡、挫伤脚趾等现象出现。

幼儿最好不穿皮鞋。皮鞋弹性差，伸缩性小，鞋帮和鞋底较硬，易压迫足部血管和神经，影响幼儿足底、足趾的发育，造成血液循环障碍，冬季易生冻疮，还会磨破足部皮肤。

四、穿脱衣服的方法

（一）穿脱衣服的原则

（1）鼓励并帮助幼儿学习独立完成穿脱衣服，对年龄较小的幼儿，教师应在困难处给予帮助。

（2）督促幼儿抓紧时间穿脱衣服，防止幼儿边穿、脱衣服边玩耍。

（3）教师除检查每个幼儿穿衣的情况外，还应教会幼儿自我检查。

（4）在秋、冬寒冷的季节，幼儿穿衣时应尽量减少胸部暴露在外的时间，以免着凉，因而应先将毛衣或棉衣穿上，再穿袜子、裤子等。脱衣也应是最后脱毛衣或棉衣。

（二）穿脱上衣的方法

1.穿开襟衣服

（1）分辨里外和前后。

（2）双手抓住衣领向后甩，将衣服披在肩头。

（3）用手攥住内衣袖子，穿外衣袖子。

（4）翻好衣领，将衣服的前襟对齐。

（5）系扣子，可自下而上进行。

（6）认真检查扣子是否一对一地系好，领子是否翻好，是否平展。

2.穿套头衣服

（1）将头钻入领口。

（2）将衣服正面转到胸前。

（3）找到两只袖子并一一穿上。

穿套头衣服的关键是找到正面、领子和袖子，成人应帮助幼儿在衣服的正面做出记号，以便于幼儿穿时方便，并在此处做重点检查。

3.脱上衣

（1）开襟上衣。脱开襟上衣应先将扣子解开，然后从背后逐一拉掉两只袖子。较小幼儿在解开扣子后，可由成人将其袖子脱下。

（2）套头上衣。先将两只袖子脱掉，再钻脱领口。

（三）穿裤子的方法

（1）辨别前后。为了教幼儿分辨前后，家长应在幼儿裤子前片绣花、绣名字、缝兜或在膝盖处绣上明显的记号。

（2）双手提好裤腰。

（3）先伸一条腿，再进另一条腿。

（4）提裤子。

（5）将内衣塞进裤子里。

冬季应检查幼儿穿裤子的情况，防止幼儿将腿伸进外裤和毛裤之间。同时还应注意检查男幼儿有无将裤子穿颠倒。

（四）穿袜子的方法

（1）分辨袜子的不同部位，如袜尖、袜底、袜跟、袜筒。

（2）手持袜筒，袜底朝下，袜尖朝前。

（3）两手将袜筒推叠到袜后跟，再往脚上穿，先穿脚尖，再穿脚跟，最后提袜筒。

幼儿常会将袜跟穿到脚面上，应及时指导和纠正，还应教会幼儿将袜筒包住衬裤的裤脚，为穿毛裤做准备。

（五）穿鞋的方法

（1）分辨左、右鞋，并将左鞋和右鞋放正。

（2）两脚分别穿上鞋，用手提鞋跟。

（3）系鞋扣或鞋带。

幼儿活动中，教师应注意观察幼儿的鞋带和鞋扣，发现鞋扣松开应及时帮助或提醒幼儿系好。

第四节　幼儿的排泄

幼儿生活在文明社会中，他们必须遵守一切社会文明准则和规范。在排泄方面，他们必须学会控制自己的大小便，知道大小便去厕所，不随地大小便，以及养成一切与排便有关的文明习惯。所有这些都离不开家长和教师的教育指导和适当的训练。

一、婴儿排尿排便的指导与训练

婴儿排尿排便的训练应从其出生起逐步开始进行。训练婴儿排尿排便的关键是让婴儿主动意识到大小便，并能逐渐学会控制。婴儿大脑皮层和相应器官的逐渐成熟，以及对婴儿的适当指导和训练，是婴儿学会排尿排便不可缺少的两个基本条件。此外，成人的耐心也是婴儿学会控制排尿排便不可缺少的重要因素之一。

（一）婴儿排尿的指导与训练

婴儿排尿的指导与训练就是让婴儿在产生尿意的时候，能主动控制，并将尿液排在便盆或厕所里，做到这一点并非易事，需要长时间的练习。

婴儿开始使用尿布时，成人应注意给婴儿勤换尿布，让婴儿感受到干尿布与湿尿布的不同，为婴儿感受尿意打下基础。在婴儿排尿时，成人可以发出某种固定的声音，让孩子将此声音与排尿建立联系，并逐渐学会用此声音来表达自己的尿意。成人还应注意婴儿的饮食量、出汗的情况、季节与气温的特点及婴儿的身体活动情况，以便较准确把握给婴儿把尿的时间。

这个年龄阶段是排尿训练的最佳时期。此时，婴儿膀胱的储尿能力和括约肌的收缩能力有所增强，能在短时间内憋住尿液，为有意识地控制排尿提供了条件。

训练排尿的最佳季节是温暖的春、夏季。这些季节的便盆不凉屁股，尿湿的裤子也容易晾干，而且婴儿排汗较多，排尿的间隔时间相对较长，有利于成人掌握婴儿排尿的时间。训练排尿时，成人应注意观察婴儿的表情和姿势，婴儿在排尿前，通常伴有打冷战、发愣、下蹲等表现。成人觉察后，应及时提醒婴儿坐盆排尿。成人还应注意将便盆放在固定、易拿的地方，便于帮助婴儿形成排尿的条件反射，也便于婴儿及时找到便盆。婴儿在排尿时，成人除了发出某种声音外，还应教会婴儿用语言表达尿意。在训练排尿期间，应尽量保持家庭生活的安定和祥和，减少动荡不安和紧张，同时，还应注意不可强迫婴儿排尿。

（二）婴儿排便的指导与训练

与控制排尿相比，帮助婴儿学会控制大便的训练要容易得多。成人在训练婴儿排便时，应注意以下几点。

（1）注意婴儿排便前的动作表现。婴儿在排便前，常排出有臭味的气体，同时伴有身体用力的动作和发出使劲的声音，成人应及时将婴儿放在便盆上。

（2）成人应尽可能地帮助婴儿养成每天排便的习惯，防止婴儿便秘。成人可以让婴儿在饭后坐在便盆上，利用婴儿的结肠反射将大便排出。让婴儿多参加身体活动，多饮水、多吃蔬菜和水果，也利于婴儿排便。

（3）应避免婴儿在排大便时吃东西或玩耍。排便是一种条件反射，需要婴儿专心致志，如果婴儿在排便时吃东西或玩耍，便会分散他的注意力，不利于排便反射的建立，而且，较长时间坐盆，还会造成婴儿肛门脱出和腿部、臀部的疲劳，不利于婴儿的健康。婴儿每次排便的时间应为5分钟左右为宜，时间不可过长。

（4）婴儿成功地排出大便后，成人应对其进行赞扬和鼓励，不要对婴儿的粪便表现出厌恶的神态，防止婴儿出现心理性便秘。

二、婴幼儿排泄的卫生

（一）鼓励和引导婴幼儿自己排尿排便

成人发现婴幼儿有排尿排便迹象后，应及时指导他们排泄，并对婴幼儿成功地排尿排便给予表扬和鼓励，以增强其对排尿排便的自信心。对偶尔不小心将尿或粪便排到裤子上或床上的婴幼儿应给予理解，不指责，并消除婴幼儿因排泄失误而造成的紧张感，稳定婴幼儿独立排泄的信心。

（二）及时排尿、排便，不憋尿、不憋大便

婴幼儿有尿意就应排尿，避免膀胱过度充盈，失去收缩能力，而发生排尿困难或感染。同样，当婴幼儿产生便意后也应及时排便，防止粪便长时间积存，出现便秘。当婴幼儿因贪玩憋尿、憋大便时，成人应及时提醒他们排泄。

（三）培养婴幼儿良好的排泄习惯

（1）培养婴幼儿用语言表达大小便的习惯。

（2）培养婴幼儿专心排大便的习惯，避免婴幼儿在蹲坑或坐盆时玩耍。

（3）培养幼儿便后用卫生纸擦拭的能力和习惯，女幼儿小便后，也应学会用卫生纸擦净外阴的尿液。

（4）培养幼儿便后冲厕的习惯。

（5）培养幼儿便后洗手的习惯。

（四）注意幼儿厕所与便盆的清洁卫生

托幼园所的厕所应保持清洁卫生，经常打扫消毒。婴幼儿使用过的便盆应立即倾倒，刷洗干净，每日用消毒液浸泡。

（五）保教人员应仔细观察婴幼儿的排尿、排便情况，发现问题，及时处理

婴幼儿排尿的次数、数量与当日的饮食量、天气等有着密切的关系。若婴幼儿喝水不多却多次排尿，同时伴有血尿、尿痛的现象，应怀疑是泌尿系统感染，需及时请医务人员进行检查。

婴幼儿排便的情况也能反映出其身体的健康状况。若婴幼儿连续几天未排便，说明婴幼儿便秘，教师应督促婴幼儿多饮水、多吃蔬菜和水果、多运动并帮助婴幼儿排便。若婴幼儿的粪便有酸臭味，很可能是食量过多或消化不良，应教育婴幼儿少吃零食，不暴饮暴食。若发现婴幼儿拉稀而且排便次数较多或是大便的颜色异常，应建议家长带孩子去医院检查。

第五节　幼儿的盥洗

一、盥洗的重要性

盥洗是幼儿生活的一个重要环节，可使幼儿毛发、皮肤保持清洁，提高皮肤的各种功能，减少皮肤被汗液、皮脂、灰尘污染的机会，提高皮肤的抵抗力，维护身体的健康。同时，还可以培养幼儿爱清洁、讲卫生的好习惯，提高幼儿的生活自理能力。

二、幼儿日常盥洗的内容

（一）洗手

洗手前幼儿应先卷衣袖，轻轻拧开水龙头，将手心、手背、手腕浸湿，然后搓肥皂，最好搓出泡沫，使手心、手背、手指缝都被肥皂洗到，然后，用清水冲洗干净，关好水龙头，最后再用毛巾将手擦干。

注意方面：用流动水给幼儿洗手。洗手时，要求幼儿双手略向下，避免水顺着手臂倒流弄湿衣袖。冬天洗手后应擦油。教育幼儿认真洗，不玩水，不敷衍。

（二）洗脸

将毛巾淋湿拧干后，用毛巾先擦里、外眼角，然后擦前额、脸颊、鼻孔下方、口周、下巴、脖子及耳朵。其间应清洗毛巾1～2次，以保证毛巾的清洁，冬季洗脸后应擦油，以保护幼儿的皮肤。这里应注意：用流动水给幼儿洗脸。前额、眼角、鼻孔、口周、下巴等处是幼儿洗脸时经常遗忘的地方，教师应及时提醒幼儿。

（三）刷牙

刷牙前应先漱口，将放有牙膏的牙刷在刷牙杯里沾湿，然后顺卷牙缝竖刷，里外都应刷到，刷牙后应彻底漱口，并将牙刷涮干净，最后，再将牙刷的毛端朝上、牙刷柄向下放入刷牙杯中。

这里要注意的是：幼儿在练习刷牙阶段可以暂不使用牙膏。教会幼儿从后向前挤牙膏。教师和家长应督促幼儿认真刷牙，尤其是牙的内面也应仔细刷。

三、幼儿盥洗过程中的照料、检查与指导

（一）全面照顾、及时督促、仔细检查

盥洗环节较易出问题，例如地面有水，有可能会将幼儿滑倒，幼儿玩水将衣服弄湿等，教师应重视这一环节，注意全面照顾、及时督促、仔细检查，使此环节既能达到清洁的目的，又能起到教育的作用。

盥洗前应向幼儿强调盥洗的纪律要求、卫生要求及注意事项，并应分小组进行盥洗，避免盥洗室人多拥挤。对个别衣袖卷不上、不会洗手、肥皂眯眼的幼儿，教师应给予帮助。幼儿洗手后，教师要检查每个幼儿手洗得是否干净，包括手指缝、手背、手指甲、手腕等。

（二）培养幼儿良好的盥洗习惯

（1）培养幼儿勤洗手的习惯。应培养幼儿饭前或便后洗手的习惯；幼儿外出游戏归来也应督促其洗手，使幼儿养成手脏了就应洗手的好习惯，随时保持手的清洁。

（2）培养幼儿每天洗脸、洗脚、洗屁股的习惯。

（3）培养幼儿饭后漱口、早晚刷牙的习惯。

（4）培养幼儿经常洗头、洗澡、换衣的习惯。

（5）培养幼儿勤剪指甲（趾甲）、男幼儿勤剪头发的习惯。

第六节　对体弱儿、残疾儿的照料

幼儿的身体状况存在着个体差异，有的幼儿身体强健，不常得病，而有的幼儿则体质较弱，常患病；有的幼儿身有残疾或患有某些疾病，教师应区别对待，对这些幼儿要格外照顾。

例如：减少体弱儿与恢复期病儿的接触；根据气温变化情况随时给体弱儿增减衣服；体弱儿出汗后应及时帮其擦干等。对患有先天性心脏病的幼儿，可让其进行安静游戏，避免做剧烈的运动，睡眠时间可延长些。对肥胖的幼儿，在引导幼儿适当节食的同时，应鼓励其积极参加身体的运动，适当增大能量的消耗，减少多余的热能在体内的堆积。

对视力异常、戴眼镜的幼儿，应注意其在体育活动和户外自由活动时的安全，防止幼儿跌倒撞伤。对患有哮喘、湿疹等过敏性疾病的幼儿，教师应了解变应原，尽量避免其他幼儿与之接触，尽量减轻和控制幼儿的病情。

课后演练

一、选择题

1.如果幼儿获取的食物缺乏，会阻碍幼儿身体的发展，出现（　　）

A.体重过低

B.抵抗力提高

C.生长发育停滞

2.以下可以提高幼儿食欲的是（　　）

A.幼儿饮食应多样化，注意其色香味形

B.在进餐过程中批评幼儿

C.尽早教会幼儿自己动手吃东西

3.幼儿的睡眠时间是否存在个体差异？（　　）

A.是　　　　　　　　B.否

4.托幼园所和家庭都应注意幼儿的睡姿，引导幼儿＿＿＿＿、＿＿＿＿、不蒙头睡觉。（　　）

A.不趴卧　　　　　　　　B.不跪卧　　　　　　　　C.不侧卧

5.婴儿的外衣面料也最好使用（　　）

A.棉制品　　　　B.丝织品　　　　C.皮制品

6.男幼儿裤子的前开口是否应该有拉链？（　　）

A.应该有　　　　B.不应该有

7.训练婴儿排便的最佳季节是（　　）

A.春　　　　B.夏　　　　C.秋

8.下列哪些行为可以培养婴儿良好的排泄习惯？（　　）

A.培养婴幼儿用语言表达大小便的习惯

B.培养幼儿便后冲厕的习惯

C.培养幼儿便后洗手的习惯

9.训练幼儿刷牙时，应注意（　　）

A.可以暂不使用牙膏

B.教会幼儿从后向前挤牙膏

C.牙的内面也应仔细刷

10.对于患有先天性心脏病的幼儿，能否鼓励其进行剧烈的体育运动？（　　）

A.不能　　　　　　B.能

二、案例分析

1.浩浩从小就不讲究卫生，进入幼儿园后小朋友都不喜欢和他玩，因为在他的手和脸上经常见到污渍。李老师发现这种情况后，应该如何教浩浩洗手、洗脸呢？

2.李老师最近几天发现涵涵的衣服穿得很别扭，而且午休后别人都穿好衣服后，涵涵还没穿好衣服，原来涵涵不会自己穿。李老师应该如何教涵涵穿衣服呢？

3.午休时，李老师发现有个别同学就是睡不着，这是什么原因？李老师该怎么做呢？

三、简单题

1.如何为婴幼儿提供膳食？

2.为什么要提倡母乳喂养？

3.应培养幼儿哪些良好的睡眠习惯？

4.应培养幼儿哪些良好的排泄习惯？

本 章 小 结

幼儿膳食配制的原则：①提供合理的、营养平衡的膳食；②烹制方法应适合幼儿的年龄特点与喜好；③讲究饮食卫生。

幼儿进餐的卫生：①激发幼儿良好的食欲；②培养幼儿良好的饮食习惯和文明的进餐行为；③进餐时教师应仔细观察，精心照顾幼儿；④饭前或饭后不宜做剧烈的活动。

幼儿喝水的卫生：①使幼儿养成喝白开水的习惯；②培养幼儿主动饮水的习惯；③幼儿喝水时要符合具体的卫生要求。

培养幼儿良好的睡眠习惯：①培养幼儿独自入睡的习惯；②养成幼儿按时睡眠、按时起床的习惯；③培养幼儿正确的睡眠姿势。

婴幼儿排泄的卫生：①鼓励和引导婴幼儿自己排尿排便；②及时排尿、排便，不憋尿、不憋大便；③培养婴幼儿良好的排泄习惯；④注意幼儿厕所与便盆的清洁卫生；⑤保教人员应仔细观察婴幼儿的排尿、排便情况，发现问题，及时处理。

培养幼儿良好的盥洗习惯：①培养幼儿勤洗手的习惯；②培养幼儿每天洗脸、洗脚、洗屁股的习惯；③培养幼儿饭后漱口、早晚刷牙的习惯；④培养幼儿经常洗头、洗澡、换衣的习惯；⑤培养幼儿勤剪指甲（趾甲）、男幼儿勤剪头发的习惯。

第五章　幼儿常见疾病的防治及意外事件的处理

课前预习

1.传染病是由_____引起的一类疾病。

2.残留在口腔中的食物残渣在乳酸杆菌的作用下_____，腐蚀_____，就形成龋齿。

3.小儿的体温比成人略_____，正常体温（腋表）约为_____℃。一昼夜之间，有生理性波动。

4.保健人员及保教人员应将幼儿的药物_____，放在幼儿拿不到的地方，并_____、准确地给病儿喂药。

第一节 传染病的预防

由于婴幼儿免疫系统发育不完善，免疫功能较差，婴幼儿容易受病原体的感染，发生传染病。婴幼儿在托幼园所生活，朝夕相处，接触频繁，一旦发生传染病，就很容易流行。因此，预防传染病是托幼机构卫生保健工作的一项重要内容。

一、传染病的临床特点及其发生和流行的基本环节

（一）什么是传染病

传染病是由病原体引起的一类疾病。传染病的基本特征如下。

1.有病原体

病原体是指周围环境中能使人感染疾病的微生物。每种传染病都有特异的病原体，如麻疹的病原体是麻疹病毒，肺结核的病原体是结核杆菌，等等。

2.有传染性

病原体经过一定途径进入易感者体内，使之感染发病，如感冒患者在咳嗽、打喷嚏时排出感冒病毒，可使周围易感者受传染而患病。

3.有流行性、季节性

传染病可在人群中散在发生，或在民部地区人群中大量出现，甚至在许多地区大面积发生，称为传染病的流行。

季节性是指传染病易在某个季节内发生、流行，如呼吸道传染病多发于冬春季，消化道传染病多发于夏秋季。

4.有免疫性

传染病痊愈后，人体对该传染病有了抵抗能力，产生不感受性。有些传染病疫愈后可获终生免疫，如麻疹；而有的如感冒，则免疫时间很短。

（二）传染病的一般临床特点

从病原体侵入人体到发病，再到恢复，一般经过4个阶段。

1.潜伏期

从感染病原体到出现最初症状，称为潜伏期。潜伏期的长短因病原体的种

类、数量、毒力及人体免疫力的不同而不同。有的数小时（如感冒）、有的数日（如麻疹）、有的数月（如狂犬病）、有的可达数年（如麻风）。多数传染病的潜伏期较恒定。

2.前驱期

病原体不断生长繁殖产生毒素，可引起患者头痛、发热、乏力等全身反应，称为前驱期，为时1～2日。有的发病急骤，可不出现前驱期。前驱期病人已具有传染性。

3.症状明显期

患病后逐渐出现某种传染病特有的症状，如猩红热出现细密皮疹、乙型脑炎出现颈项强直等典型特征。

多数传染病发病过程中伴随发热，但不同传染病发热持续的时间长短不同。

许多传染病发病时可出现皮疹。皮疹可分为丘疹、斑疹及疱疹等类型。可根据病人的出疹顺序、部位及疹子特点，作为诊断不同传染病的依据。

4.恢复期

症状逐渐减轻至完全康复。

（三）传染病发生和流行的3个环节

1.传染源

传染源指体内有病原体生长、繁殖并能排出病原体的人或动物。一般可分为3种。

（1）病人。病人是指感染了某种病原体，并表现出一定症状的患者。病人是传染病的主要传染源。在其发病过程中，能排出病原体的整个时期称为传染期。

（2）病原携带者。包括健康携带者、病后携带者及潜伏期携带者。

（3）受感染的动物。如狂犬传播狂犬病。

2.传播途径

病原体自传染源排出，侵入他人体内的过程称为传播途径。主要有6种传播方式。

（1）空气飞沫传播。病原体随着病人或携带者说话、咳嗽、打喷嚏等产生的飞沫散布到空气中，使他人受感染。如流感、麻疹等呼吸道传染病主要由飞沫传播。

（2）饮食传播。病原体污染了食物或饮水，经口进入人体，造成新的传染。如甲型肝炎、细菌性痢疾等消化道传染病多由饮食传播。

（3）虫媒传播。病原体由昆虫作为媒介（如蚊、虱、蚤等）进入易感者体内造成感染。如蚊虫传播乙型脑炎。

（4）日常生活接触传播。又称间接接触传播，病人或携带者排出的分泌物或排泄物污染了日常用品，如毛巾、衣被、食具等，被易感者接触后造成新的感染。如公用毛巾、脸盆可传播沙眼；餐具等可传播结核病、肝炎。

（5）医源性传播。由医务人员在检查、治疗及预防疾病或实验室操作过程中造成的传播。如注射针头消毒不严格可造成乙肝传播。

（6）垂直传播。由传染源直接将病原体传给易感者，比如母婴之间，经胎盘、分娩损伤、哺乳等途径由母亲传染给婴儿，如乙型肝炎等。

3.易感者

指对某种传染病缺乏特异性免疫力，容易受感染的人。人群中对某种传染病的易感者越多，则发生该传染病流行的可能性就越大。通过有计划的预防接种，可降低人群中感染传染病的易感率。

二、传染病的预防

（一）控制传染源

管理传染源，应做到早发现、早报告、早隔离治疗。

（1）早发现病人及病原携带者，可有效控制传染病的传播。幼儿园应严格执行健康检查制度。诸如：新生入园前的体检，工作人员进园前的体检，体检合格者才可接收，凡传染病患者、病原携带者及接触者暂不接收；传染病流行期间不接收新生、新工作人员；幼儿及全体工作人员都需定期体检；做好对幼儿的晨、午、晚间的健康检查和全日健康观察工作，特别是在传染病流行期间，检查更应全面细致。

晨检的重点内容概括为：一问、二摸、三看、四查。"一问"：问问家长幼儿有无不舒服和在家的饮食、睡眠等情况；"二摸"：摸摸幼儿的额头，看有无发热；摸幼儿颈部淋巴结及腮腺有无肿大；"三看"：认真查看幼儿的咽喉部是否发红，以及幼儿的脸色、皮肤，及精神状况等有无异样；"四查"：检查幼儿是否携带不安全物品到幼儿园来，一旦发现问题须及时处理。

全日健康观察：在园内的一日生活当中，保教人员都应对幼儿进行随时观察，重点观察幼儿的食欲、精神状态、睡眠及大小便等，必要时请医生检查。

（2）若发现传染病人或怀疑传染病人，应及时报告卫生防疫部门，以预防并控制传染病的流行。《中华人民共和国传染病防治法》第三章第二十一条规定："任何人发现传染病人或者疑似传染病病人时，都应当及时向附近的医疗保健机构或者卫生防疫机构报告。"

（3）及时隔离病人、接触者及怀疑传染病人，有条件的托幼园所应设隔离室。

（二）切断传播途径

做好日常消毒工作；教育幼儿养成良好的卫生习惯；经常开窗通风保持室内空气新鲜；管理好幼儿的饮食、注意炊事用具、餐具的消毒等。

当传染病发生后，应针对传染病的传播途径，做好消毒工作。

（三）保护易感者

1.增强儿童体质，提高非特异性免疫能力

组织幼儿进行适当的体育锻炼和户外活动；合理营养；培养良好的卫生习惯；为幼儿创设良好的生活环境。

2.预防接种

将疫苗通过适当的途径接种到人体内，使人体产生对该传染病的抵抗力，称为预防接种。为了提高人群的免疫水平，控制和消灭传染病，进行有系统、有计划地预防接种，称为计划免疫。

《传染病防治法》第二章第十二条规定："国家实行有计划的预防接种制度。国家对儿童实行预防接种证制度。"

《传染病防治法实施办法》第二章第十二条规定："国家对儿童实行预防接种制度。托幼机构、学校在办理入托、入学手续时，应当查验预防接种证，未按规定接种的儿童应当及时补种。"

各地卫生防疫部门根据当地传染病的流行趋势、人群免疫水平及各种预防制剂的免疫效果等等，制订出该地区的免疫程序，供应疫苗，组织接种工作；儿童须按照计划的免疫程序，及时接种疫苗。

儿童计划免疫程序（供参考）如下：

出生：卡介苗、乙肝疫苗

2个月：脊髓灰质炎糖丸（第一次）

3个月：脊髓灰质炎糖丸（第二次）、百白破三联疫苗（第一针）

4个月：脊髓灰质炎糖丸（第三次）、百白破三联疫苗（第二针）

5个月：百白破三联疫苗（第三针）

8个月：麻疹疫苗

1岁6个月至2岁：百白破三联疫苗（加强）

4岁：脊髓灰质炎糖丸（加强一次）

7岁：麻疹疫苗、卡介苗、百白破三联疫苗

12岁：卡介苗（农村）

乙肝疫苗、乙脑疫苗、流脑疫苗等，可按当地防疫部门规定接种。

三、幼儿常见传染病

（一）水痘

水痘是由水痘病毒引起的呼吸道传染病，传染性极强，多发于冬春季。易感者多为6个月以上的婴幼儿。病初，可经飞沫传播，当皮肤疱疹溃破后，可经衣物、用具等传播。

1.症状

（1）感染水痘后，潜伏期10~21天。发病初期1~2天，多有低热，随后出皮疹。

（2）皮疹出现顺序为头皮—面部—躯干—四肢。初起时为红色丘疹，1天左右变为水疱，3~4天后水疱干缩、变为痂皮，痂皮脱落，一般不留疤痕。皮疹分批出现，丘疹、水疱、痂皮可同时存在，皮肤瘙痒。

2.护理和预防

护理：保持皮肤清洁，防止幼儿搔抓皮肤，可用炉甘石擦剂止痒。

预防：①保持小儿活动室、卧室空气流通；②少带幼儿到公共场所，避免让幼儿接触病人；③发现病儿应及时隔离、治疗，隔离至皮疹全部干燥、结痂，没有新皮疹出现方可回班；④接触者检疫21天。病儿停留过的房间开窗通风3小时。

（二）风疹

风疹是由风疹病毒引起的呼吸道传染病。风疹病毒在体外生存能力很弱，因此传染性较小。本病多发生于冬春季。

1.症状

（1）潜伏期10~21天。前驱症状较轻，表现为低热、咳嗽、流鼻涕、乏力、咽痛、眼发红等类似感冒的症状，同时身后、枕部淋巴结肿大。

（2）在发热的1～2天内开始出皮疹，从面部、颈部开始，24小时内遍及全身。手掌、足底没有皮疹。皮疹一般在3天内消退。

（3）出疹期间病儿精神良好。

2.护理和预防

护理：①病儿需隔离至出疹后5天；②病儿宜卧床休息、多喝开水，饮食有营养、易消化；③注意保持皮肤卫生。

预防：可注射风疹疫苗。其他同水痘预防。

（三）幼儿急疹

幼儿急疹是由病毒引起的呼吸道传染病，传染性不强，多发于6个月至2岁的小儿。

1.症状

（1）潜伏期为8～15天。起病急，突发高热，可达39～41℃，伴有咳嗽、流鼻涕、眼发红等类似感冒症状。

（2）发病过程中大多精神较好，病容不明显，少数可因高热出现惊厥。

（3）高热3～5天后体温骤降，同时出现皮疹。一天内皮疹出齐，躯干、颈部较多，颜面及四肢较少，1～2天皮疹完全消退。

2.护理和预防

护理：①针对高热对症治疗，以免发生高热惊厥；②卧床休息，多喝开水。

预防：同呼吸道传染病。

（四）流行性感冒（流感）

流感是由流感病毒引起的呼吸道传染病。病毒经飞沫传播。人群对流感普遍易感，常发生流感大流行。

1.症状

（1）潜伏期为数小时至数日。发病急，寒战、发热、体温可达39℃以上，伴有头痛、倦怠乏力、关节肌肉酸痛等，还可出现恶心呕吐、腹泻等消化道症状。

（2）流感的全身症状明显，而呼吸道症状较轻。

（3）发热3～4天后逐渐退热、症状缓解，乏力可持续1～2周。儿童患流感容易并发肺炎。

2.护理和预防

护理：①应卧床休息，退热后不要急于活动；②多饮水，吃有营养、好消化的食物。

预防：①增强体质；②流感流行时，少去公共场所，减少聚会；保持室内空气新鲜；注意随天气变化增减衣服；③接种流感疫苗。

（五）流行性腮腺炎

流行性腮腺炎是由腮腺炎病毒引起的呼吸道传染病，传染性较强，主要经飞沫传播，多发于冬、春季。易感者多为2岁以上儿童。

1.症状

（1）潜伏期为14～21天。一般先于一侧腮腺肿大、疼痛，后波及对侧，4～5天消肿。腮腺肿大以耳垂为中心，边缘不清，表面发热，有压痛感，咀嚼时疼痛。

（2）伴有发热、畏寒、头痛、食欲不振等症状。

2.护理和预防

护理：病儿宜卧床休息。①多喝开水，吃流质或半流质食物，避免吃酸辣的食物；要常漱口。②可服用板蓝根治疗，腮腺肿痛时，可冷敷，或以中草药外敷（如青黛散、紫金锭等）。③若出现嗜睡、头痛、剧烈呕吐等症状应及时就医。

预防：①隔离病儿，至腮腺完全消肿；②接触者检疫观察约3周，可服板蓝根冲剂预防。可注射腮腺炎疫苗。

（六）猩红热

猩红热是由乙型溶血性链球菌引起的急性呼吸道传染病，主要经飞沫传播，也可由被污染的用具、食物、玩具等传播，多发生于冬春季。

1.症状

（1）潜伏期2～5天。病初以发热、头痛、咽痛、呕吐为主，咽部发红，扁桃体红肿，有脓性渗出物。

（2）1～2天出皮疹，从耳后、颈部、胸部迅速波及躯干、四肢。全身皮肤潮红、布满针尖大小的点状红色皮疹，手压可褪色。在腋窝、肘弯、腹股沟等处，皮疹细密如条条红线。面部充血潮红，口唇周围皮疹稀少，呈环口白圈。舌面光滑、舌乳头肿大，像杨梅，称"杨梅舌"。皮疹2～4日消失，1周左右开始脱皮。

（3）少数病儿可并发急性肾炎等疾病。

2.护理和预防

护理：隔离病儿至少7天。遵医嘱，彻底治疗。

预防：同水痘。

（七）病毒性肝炎

病毒性肝炎是由肝炎病毒引起的流行比较广泛的常见传染病。传染源为病人及病毒携带者。

1.传播途径

甲型肝炎病毒存在于病人粪便中，自潜伏期末至发病后2～3周都有传染性。病人粪便直接或间接污染食物，经口传播。

乙型肝炎病毒存在于病人及携带者的血液、体液（唾液、乳汁等）及粪便中。通过注射、输血及消毒不严格的医疗操作而传播是发生乙肝的主要途径。此外，母婴之间及生活上的密切接触也是重要传播途径。

2.症状

病毒性肝炎分甲型、乙型、非甲非乙型等多种类型。主要症状为食欲减退、恶心、乏力、腹泻、肝肿大有压痛，不喜欢吃油腻食物等；部分人有黄疸（巩膜、皮肤变黄）。

3.护理和预防

护理：①隔离病人；②肝炎病人应多休息，病情好转可轻微活动；③饮食以少脂肪、多维生素及适量蛋白质和糖类为宜。

预防：①养成良好的卫生习惯，饭前便后洗手，讲究饮食卫生，防止病从口入，水杯、牙具等应个人专用；②做好日常消毒工作，幼儿的食具、水杯等应煮沸消毒（水烧开后煮15分钟以上）；③幼儿园工作人员应定期体检；应严格执行各种注射和针刺用具的消毒，并坚持"一人一针一筒"的原则；早发现、隔离病人，病人隔离后应彻底消毒所在班的用具、设施。

（八）细菌性痢疾

细菌性痢疾是由痢疾杆菌引起的肠道传染病，多发生于夏秋季。病人及带菌者的粪便污染了水、食物等，经手、口传播。

1.症状

（1）潜伏期为1～3天。起病急，高热、寒战、腹痛、腹泻。

（2）一日可泻数10次，为脓血便。便后有明显的腹部有沉胀下坠感。少数病人，中毒症状严重，表现为高热、精神萎靡或烦躁不安，很快昏迷、抽风。

2.护理和预防

护理：病人宜卧床休息。饮食以流质为主，忌油腻及刺激性食物。病情好转应加强营养。治疗须彻底，以免转成慢性菌痢。

预防：早发现、早隔离病人和带菌者。加强环境卫生、个人卫生和饮食卫生。

第二节　幼儿常见病的预防

一、上呼吸道感染（上感）

上感又叫感冒，是由细菌或病毒引起的鼻咽部炎症。体弱儿常反复发生上感。

（一）症状

1.不同幼儿上感的症状轻重不同。较大儿童多为鼻咽部症状，主要表现为鼻塞、流鼻涕、打喷嚏、咳嗽、乏力，可有发热，如图5-1所示，一般经3～4天可自愈。年龄较小（3岁以下）可出现高热、精神不振、食欲减退、呕吐、腹泻等症状，病程从1～2天到10余天不等，有的可因高热出现惊厥。

2.可能引发急性化脓性中耳炎、淋巴结炎、气管炎、支气管炎等。

（二）护理和预防

1.护理

（1）病儿宜卧床休息，多喝开水。饮食应有营养、易消化。

（2）对高热病儿可用药物降温和物理降温法，使体温降至38℃左右。

（3）若出现高热持续不退、咳嗽加重、喘憋等症状时需及时诊治。

2.预防

（1）应加强锻炼，多组织幼儿在户外活动。早晨坚持用冷水洗脸。组织幼儿户外活动时，穿戴不宜过暖，并根据季节变化，提醒幼儿增减衣服。

（2）合理安排饮食，保证幼儿的营养需要，但不宜饮食过饱或过于油腻，以免消化不良使抵抗力下降。

（3）幼儿活动室及卧室应经常通风，保持空气新鲜。冬春季节，少带幼儿到公众场所，避免与上感患者接触。

二、腹泻

腹泻是婴幼儿时期的常见病，也是许多其他疾病的并发症。婴幼儿期需要较多的营养物质，而消化系统发育不完善，所以胃肠负担较重，加上婴幼儿免疫功能亦不完善，因此容易发生腹泻。对于发育迅速的婴幼儿来说，腹泻严重影响了机体对营养的吸收；严重腹泻时，由于机体脱水，可影响到生命。

（一）病因

（1）感染。因吃了被细菌、病毒、霉菌污染的食物，或食具被污染，引起胃肠道感染，夏秋季多见。秋季，由病毒引起的腹泻，可在托幼园所流行。肠道外感染，如感冒、中耳炎、肺炎等也可发生腹泻。

（2）饮食不当。多发生于人工喂养的婴儿。如饮食过多、过少、突然改变饮食，个别婴儿对牛奶过敏，也可发生腹泻。

（3）腹部受凉，贪吃冷食冷饮，可引起腹泻。

（二）症状

1.腹泻症状轻的，一日泻数次至10余次，大便稀糊状或蛋花汤样，体温正常或低热，不影响食欲。

2.腹泻严重者多因肠道内感染所致。起病急，一日泻数十次，呈水样便，尿量减少或无尿，食欲减退，伴有频繁呕吐。因大量失水，使机体脱水，表现为精神萎靡、眼窝凹陷、口唇及皮肤干燥等，严重时会危及生命。

（三）护理和预防

1.护理

（1）腹部保暖；每次便后用温水洗臀部。

（2）已有脱水症状者，无论程度轻重，均应立即送医院治疗。无脱水，可服"口服补液盐"，根据袋上注明的量，倒入适量凉开水，搅匀后饮用。

（3）不要让腹泻的小儿挨饿。仍在吃母乳的婴儿，可继续喂母乳。已加固体食物的患儿，可根据病前的饮食情况，确定食物的种类和量，但烹调宜软、碎、烂，少食多餐。

2.预防

（1）合理喂养婴幼儿，提倡母乳喂养，合理添加辅食，合理断奶。

（2）要悉心照料婴幼儿，避免腹部着凉。

（3）要做好日常饮食卫生工作，生吃的瓜果、蔬菜，一定要保证清洁卫生。

（4）当发现腹泻患儿时，应进行隔离治疗，要做消毒工作。

三、龋齿

（一）病因及危害

残留在口腔中的食物残渣在乳酸杆菌的作用下发酵产酸，腐蚀牙釉质，就形成龋齿。龋齿的病变过程比较缓慢，开始时牙釉质不光滑、色泽灰暗，容易堆积牙垢，而感觉不到疼痛；进一步破坏到牙本质时，则对冷、热、酸、甜等刺激都会感到疼痛；当龋洞扩大到牙髓时，会经常发生剧痛。

龋齿不仅影响咀嚼能力，而且可诱发牙髓炎、齿槽脓肿，并进一步危害全身健康。

（二）预防（见本书第二章第六节"消化系统"）

四、弱视

（一）病因

弱视是指视力达不到正常，但查不出影响视力的明显眼病，验光配镜也不能矫正。弱视是儿童视觉发育障碍性疾病。

弱视的原因包括：

（1）先天性弱视。

（2）斜视性弱视。斜视是指眼睛在注视某一方向时，仅一眼视轴指向目标，而另一眼视轴偏离目标，表现为两眼的黑眼珠位置不匀称。

由于斜视，大脑视觉中枢难以形成正常的视觉形象，出现复视（双影），为排除这种视觉紊乱现象，大脑就抑制来自偏斜眼的刺激，偏斜眼逐渐形成弱视。

（3）屈光参差性弱视。两眼的屈光状态在性质与（或）程度上有显著差异，称屈光参差。

（4）形觉剥夺性弱视。由于某种原因，某只眼因缺少光刺激，视觉发育停顿。

（二）危害

正常视功能包括立体视觉，即物体虽然在两眼视网膜上单独成像，但大脑能将其融合成一个有立体感的物像，称双眼单视功能。

儿童弱视，不能建立完善的双眼单视功能，难以形成立体视觉。缺乏立体视觉将难以分辨物体的远近、深浅等，难以完成精细的技巧，给工作、生活带来诸多不便。

（三）治疗和预防

弱视、斜视的治疗愈早愈好。因此，早期发现，积极治疗弱视和斜视，就成为恢复患眼正常视觉功能的关键因素。幼儿园应定期给幼儿查视力，并在生活中悉心观察幼儿的行为，发现他们有视觉障碍的表现，如经常偏着头视物，或有斜视时，应及时通知家长，带孩子去眼科诊治。

五、急性结膜炎

（一）病因、症状

急性结膜炎俗称"红眼病"，是由病毒或细菌引起的传染性眼病。以春夏季多见。

细菌性结膜炎一般常有脓性及黏性分泌物，早上醒来时上下眼睑被黏住，眼睛怕光，疼痛，有异物感。

病毒性结膜炎症状略轻，眼分泌物多为水样。

结膜炎的发炎部位是眼球表面及上下眼睑。内侧的结膜发炎，表现为白眼珠发红，故名"红眼病"。

（二）护理和预防

1.护理

可用生理盐水或硼酸溶液洗眼睛。白天点眼药水、晚上用眼药膏。忌包扎眼睛，以免分泌物无法排出。

2.预防

（1）急性结膜炎传染性很强。要重视预防和隔离消毒。

（2）教育幼儿不用手揉眼睛。手绢、毛巾等要专用，用后煮沸消毒。

（3）用流动水洗脸。

（4）成人为患儿滴过眼药须认真用肥皂洗手。

六、维生素D缺乏性佝偻病

（一）病因

佝偻病又称"软骨病"，是3岁以下婴幼儿的常见病。由于机体缺乏促进骨骼钙化的维生素D而使骨骼发育出现障碍。佝偻病患儿发育缓慢、抵抗力低，易患肺炎、上感等疾病。

缺乏维生素D的主要原因。

（1）紫外线照射不足。维生素D在婴幼儿饮食中含量很少，主要由皮肤中的7-脱氯胆固醇吸收紫外线后转化而来。户外活动少就会因紫外线照射不足而使机体缺乏维生素D。紫外线可被大气中的粉尘及玻璃吸收，所以空气污染严重的地区以及隔着窗户晒太阳都会影响维生素D的合成。

（2）生长发育过快的小儿以及双胞胎、早产儿等需要维生素D、钙、磷都较多，容易缺乏而患佝偻病。

（3）长期慢性腹泻的幼儿机体吸收钙磷减少。

（4）人工喂养儿因牛奶中的钙不如人奶好吸收，也容易患佝偻病。

（二）症状

（1）佝偻病初期，婴幼儿多表现为睡眠不安，常有夜惊。头部多汗，多汗与冷暖无关。因头皮发痒，在枕头上蹭来蹭去，使枕部头发脱落，称为"枕秃"。

（2）病情进一步发展，出现骨骼的变化，如颅骨某些部位因骨化差，有乒乓球样感觉；头呈方形称方颅；囟门闭合延迟；出牙较晚且排列不整齐；肋骨与肋软骨相连处膨大，自上而下像一串珠子，称为串珠肋；胸廓骨骼软化，使胸骨前凸，形如"鸡胸"，或内陷呈"漏斗胸"；胸廓下缘外翻称"肋缘外翻"；会站会走的孩子可出现下肢弯曲，成"O"形或"X"形，下肢畸形。

（3）佝偻病儿一般动作发育迟缓。

（三）护理和预防

1.护理

（1）佝偻病患儿体质较弱，应预防上感及传染病。

（2）应多晒太阳；按医嘱补充维生素D及钙剂。

（3）不要勉强患儿站或走，以防止下肢畸形。

2.预防

（1）多让小儿到户外晒太阳。

（2）提倡母乳喂养并及时添加辅食。

（3）积极治疗小儿胃肠疾病，以保证对营养的吸收。

（4）北方秋冬季出生的婴儿满月后可适量服用鱼肝油或维生素D制剂，用量需遵医嘱，不可滥用。

七、缺铁性贫血

（一）病因

缺铁性贫血是由于缺乏合成血红蛋白的铁及蛋白质，使血液中血红蛋白的浓度低于正常值所致。缺铁的原因主要有：

（1）先天不足，如早产、双胎等体内储存的铁少，且生后发育迅速而出现贫血。

（2）饮食缺铁，由于长期以乳类为主食，特别是牛奶，而摄入铁少；幼儿严重偏食、挑食，摄入不足；饮食缺铜、锌、维生素C，影响机体对铁的吸收利用。

（3）受疾病影响，如长期腹泻，可使机体对铁、蛋白质等营养吸收利用差；长期少量失血，如钩虫病、鼻衄等，使体内铁丢失过多，也可造成贫血。

（二）症状

（1）病儿表现为面色、口唇、结膜、指甲床苍白少血色。因缺氧，呼吸、脉搏较快，活动后感到心慌、气促。

（2）严重贫血可有食欲不振或患异食癖。

（3）长期贫血使机体缺氧，不仅严重影响儿童的生长发育，还由于脑长期缺氧，而影响幼儿的智力发展。

（三）预防

（1）出生后3~4个月开始逐渐增加含铁丰富的辅食，如蛋黄、肉末、肝泥等。

（2）纠正幼儿挑食、偏食的习惯。

（3）在儿童膳食中应有充足的锌和维生素C。用铁制炊具烹调食物。

（4）及时治疗胃肠道疾病。

八、肥胖症

（一）病因及危害

肥胖症是指皮下脂肪积聚过多，体重超过相应身高应有体重的20％以上。如图5-6所示。

儿童肥胖可影响他的心理、生理正常发育。肥胖儿由于参加体育性游戏不受小朋友欢迎，且常被嘲笑，难免产生心理障碍。儿时肥胖增加心血管的负担，为成年后形成高血压、冠心病、糖尿病等埋下隐患。

常见病因如下。

（1）儿童肥胖症与遗传因素有关。

（2）最常见的原因是由于热量过剩造成。小儿因精神因素可能导致食欲亢进，进食过多；或饮食中热量过多，食量大；或吃零食多。

（3）城市中高楼的增加、电脑电视的普及，使儿童的户外活动明显减少。由于运动量少而小，摄入热量多而不能及时消耗，剩余热量就转化为脂肪存入皮下。进食多、运动少造成的肥胖，称为单纯性肥胖症。

（二）治疗及预防

（1）控制饮食。改变饮食习惯，少吃或不吃高糖、高脂食物，多吃含纤维素多、较清淡的食物。每日饮食应少食多餐，细嚼慢咽，不致因为进食过快没有饱腹感而进食量过大。少吃零食，尤其是高热量的甜食。应逐渐减少进食量，直至正常饮食。控制饮食须坚持一段时期，直到恢复正常体重。

（2）多运动是促胖儿体内脂肪消耗的有效途径，每次运动应坚持一定时间，从15分钟左右到1小时左右；以跳绳、慢跑等不剧烈的活动为宜。

九、蛔虫病

（一）传播途径

蛔虫寄生于人体内，成虫形如大蚯蚓，色淡红，寄生在肠道内，寿命一年左右。雌虫每日产卵可达20万个，随粪便排出后，虫卵污染了泥土、水及食物（瓜果蔬菜），人吃了就会感染蛔虫病。儿童爱玩土，若饭前不洗手或不认真洗干净，就很容易经手—口传染，生吃不洁的瓜果蔬菜也很容易得病。

（二）症状

（1）虫卵在小肠内发育成幼虫，经小肠壁进入血液，随血液循环进入肺，由肺到气管、咽，再经咽进入消化道，在小肠定居，发育为成虫。成虫在肠道内定居，剥夺儿童的营养，可使儿童患营养不良、贫血等疾病。

（2）蛔虫排出的毒素，刺激神经系统，使儿童睡眠不安，易惊醒，夜间磨牙，平时影响食欲或有异食癖。

（3）蛔虫幼虫经过肺部时，可使肺部发生过敏性的反应，表现为发热、咳嗽、咳血或痰中带血丝等症状，并可引起许多并发症，如蛔虫扭结成团，阻塞肠道，造成肠梗阻。

（4）蛔虫有钻孔的习性，可引发胆道蛔虫、急性胆道炎、急性阑尾炎等严重疾病。

（三）治疗和预防

（1）服驱虫药，驱蛔。可于每年9—10月集体驱蛔。

（2）蛔虫病重在预防。应注意环境卫生、粪便无害化处理；讲究饮食卫生，生吃瓜果蔬菜一定要洗干净；讲究个人卫生，幼儿进餐前用肥皂、流动水洗手，勤剪指甲。

十、蛲虫病

（一）传播途径

蛲虫约1厘米长，如棉线粗细，寄生于人体小肠末端及大肠内，成虫寿命约1个月左右，雄虫交配雌虫产卵后即死亡。小儿主要经手—口传染，被虫卵污染的手、食物、食具可使人进食时感染。由于雌虫夜间在肛门处产卵，引起瘙痒，儿童用手抓挠，手沾上虫卵可使病儿反复感染。虫卵排出后还可污染衣裤、被褥或玩具，也可造成传播。

（二）症状

雌虫夜间产卵使肛门奇痒，影响睡眠，间接影响小儿的精神、食欲。因瘙痒抓破皮肤可使肛门周围皮肤发炎。

（三）治疗和预防

治疗：蛲虫成虫寿命仅1个月，如果采取严格的卫生措施，经1~2个月可自愈。①患儿应穿封裆裤睡觉，以防散播虫卵及污染手。②可在睡前用蛲虫药膏，涂抹在肛门周围，早晨用温水洗净并换内裤，洗净消毒。

预防：①应以培养儿童良好卫生习惯为主。养成进食前洗干净手，不吸吮手指，勤换内衣裤等好习惯。②幼儿卧室宜采用湿式扫除，幼儿床单应常换洗，常晒被褥。

第三节　常用护理技术

一、测体温

小儿的体温比成人略高，正常体温（腋表）为36~37.4℃。一昼夜之间，有生理性波动。

吃奶、吃饭、哭闹、衣被过暖或室温过高，都会使体温略高。所以，测体温最好在进食半小时以后，安静状态下进行。

给小儿测体温时，一般用腋表，这样既安全又卫生。

测以前，要先查看一下体温表的度数，拿着体温表的上端，使表和眼睛平行，来回转动几次，就能看清楚水银柱的度数。如果超过35℃，向下、向外轻轻甩几下，使水银线降到35℃刻度以下。

测体温前，要先擦去腋窝的汗，把水银表的水银端放在腋窝中间，注意别把表头伸到了外面。夹好后，扶住孩子的胳膊，以免体温表位置移动量不准或折了表。一般测5分钟即可，时间太短、太长都会影响所测体温的准确性。

二、高热护理

高热是指体温超过39℃。

发烧是人体的一种防御反应，但是发高烧就需要采取降温的措施了。

原因是高烧对人体有以下危害。

（1）使人感到很不舒服，还会使体内的热重消耗增加，心率加快，使消化功能减弱。

（2）由于婴幼儿的神经系统还未发育成熟，因此高烧还特别容易引起幼儿惊厥，也就是"抽风"。

常用的退烧方法有药物降温和物理降温两种。药物降温就是吃退烧药，打退烧针。物理降温是用冷敷、酒精擦拭等方法降温。对于婴幼儿来说，物理降温的方法更安全，可以单独使用或配合药物降温使用。

冷敷的操作方法：把小毛巾折叠成几层，浸在凉水里，拧成半干，敷在前额，也可以敷在颈部两侧、腋窝、肘窝、腘窝、大腿根等大血管通过的地方。每5～10分钟换一次毛巾。也可以用热水袋灌进凉水或碎冰，作成冰枕。

酒精擦拭的操作方法：酒精容易挥发，能比较快的使热量放散出去。可以倒一些75%的酒精或白酒，加一倍水，把小毛巾浸泡在里面，拧成半干，擦拭颈部两侧、腋窝、胳膊肘窝等部位。

进行物理降温要注意以下方面。①避风。②在高烧初起的时候，皮肤血管收缩，常常打寒战，这时候要保暖，立即停止降温。寒战过去了，体温迅速上升，就要继续采取降温的措施。③使体温降到38℃左右即可。烧退了，要及时把汗擦干。

三、数脉搏、观察呼吸

有的小儿感冒以后，虽然烧退了，但是脸色却不好，没精神，也不想玩。数数脉搏可以发现心率明显加快或减慢，到医院一检查是得了心肌炎。所以数脉搏是一项重要的护理技术。测脉搏要在小儿安静的时刻进行。

小儿得了肺炎，呼吸会明显加快，所以观察呼吸也是一项重要的护理技术。

小儿的胸腔比较狭窄，肋间肌力量不大，主要靠膈肌上下运动来完成一呼一吸，所以观察呼吸可以通过腹部的起伏来看。每一呼一吸算一次呼吸，数一分钟。

如果小儿在安静时呼吸明显加快，喘气费劲就是病态了。

四、喂药

对二岁以上的幼儿，要鼓励他自己吃药，不要吓唬他，也不要捏着鼻子硬灌。把药掺在饭菜里也不是一个好法子，会影响药效；饭菜变了味还会引起呕吐，影响食欲。

对新生儿、小婴儿或还不懂事的孩子，就需要喂药。

喂药的方法。

（1）如果是药片，要压成粉末，放在小勺里，加点糖和少许水，调成半流状，也可用果汁、糖浆调药。

（2）把小儿抱坐在大人腿上，孩子的右胳膊放在大人左侧腋下靠近背部，大人再用左臂压住小孩的左胳膊，使他动弹不得。把小勺从孩子的嘴角伸进去，轻轻压住他的舌头，见他咽下去了，再取出小勺，慢慢地把药全喂下去。

（3）喂完药后，喂点糖水或奶，免得药物刺激胃黏膜，引起呕吐。

对于小婴儿，也可以用包布把孩子全身裹好，抱起来喂药。

五、滴眼药

眼药应放在阴凉干燥的地方保存。用前仔细查对药名、浓度，防止用错药。大人洗干净手，再给孩子点眼药。

方法：用左手食指、拇指轻轻分开孩子的上下眼皮，让他向上看，把药滴在下眼皮内，每次1~2滴。

注意：不要点在眼珠上，否则会引起眨眼，把药全挤了出来，也会使幼儿受到刺激而抗拒以后用药；点过药，可以轻轻提起上眼皮，防止药液马上流出来。

涂眼药膏，最好在睡前涂药。也要把药膏涂在下眼皮内，闭一会儿眼。给孩子上完眼药，要洗手。

第四节　意外事故的预防与处理

一、托幼园所的安全管理

婴幼儿正处于身体生长发育和心理的迅速发展时期，他们身体各器官系统发育不成熟，知识水平低，缺乏生活经验和安全意识，缺乏自我保护能力。

在婴幼儿生活的环境中又存在着许多不安全的因素，例如：他们在上下楼梯时如果出现拥挤的现象，很容易造成摔伤；自然角中摆放的小黄豆或较小的玩具，有可能会被婴幼儿放进鼻孔里、耳朵里或误吞入胃中；病儿的药品如果管理不善，有可能会被其他孩子吞食等。

因此，托幼园所应建立起较完善的安全管理制度，保教人员也应有较高的安全意识和对潜在事故的预见性，提高警惕，关注婴幼儿生活的每一细小的环节，若发现危险苗头，应及时加以处理，并能掌握初步的对紧急事故的急救处理。同时，教师还应对婴幼儿进行必要的安全教育，帮助他们了解什么是危险、怎样避开危险及如何自救的粗浅知识，逐步培养他们自我保护的意识和能力。

托幼园所在安全管理方面应重点做好以下几个方面。

（一）经常检查园内、班内的设备

（1）托幼园所应委派专人定期、不定期地检查园内的房屋、场地、家具、玩具、生活用品、器械等，防患于未然。

（2）保教人员也应在每日的工作中仔细观察以下细节：玻璃是否完整，门窗的插销是否能起作用；木制的桌椅和器械是否糟朽；铁制的运动器械是否生锈，边角有无卷起、焊接处有无脱离、螺帽是否松动；简易秋千的绳索是否仍然结实；场地是否平坦，有无碎石、碎玻璃；下班前本班的电器、电源的开关是否关闭，门窗是否上锁等。

（二）建立药品和危险物品的保管制度

1.保健人员负责检查幼儿用药的准确性

家长送处于疾病恢复期的孩子入园时，最好将药物亲自交到保健人员的手中，由保健人员检查，核准孩子所服药物是否对症，并登记用药儿的姓名、性别、班级、药名、用量、服药的时间及次数，然后，再分送到各班，转交给代班教师，同时做好用药情况的说明。

2.妥善保管幼儿的药物

保健人员及保教人员应将幼儿的药物妥善保存，放在幼儿拿不到的地方，并按时、准确地给病儿喂药。

3.教师要认真给幼儿喂药

教师应监督幼儿服药，并做认真记录，防止幼儿不肯服药、乱服药或重复服药。

4.危险用品应由专人管理

托幼园所的危险用品多是指有腐蚀性的、有剧毒的、易燃、易爆的物品或药品。它们通常是用于厕所清洁的化学药品，用于装修、维修的油漆、涂料，用于消毒的药品和杀虫剂等。这些物品应有专人保管，平时应上锁保存，使用时应有记录，用完的瓶罐应统一回收处理，切不可随便丢弃。

（三）建立幼儿接送制度，防止走失

1.加强对门卫的严格管理

托幼园所应选择做事仔细、有责任心的门卫，负责管理园所的大门。园所的大门应只在接送时间对外开放，其余时间一律关上，防止幼儿溜出园外。非接送时间接幼儿的家长，应出示证件，进行登记。到幼儿园办事的外来人应先登记，在传达室等候，不得随便入内。

2.建立班级的交接班制度

各班应建立严格的交接班制度，保教人员在工作时间不得擅自离开幼儿，教师在带领幼儿进行室外活动前以及活动之后均应清点幼儿人数，防止幼儿独自离开集体。

3.建立并严格执行接送制度

为了幼儿的安全，托幼园所应建立严格的接送制度，要求幼儿的接送者必须是幼儿的父母、祖父母或固定的接送人。如果临时改变接送人，应提前与教师打招呼，并带接送人来园与教师相认。除此之外的一切外人，都不得接走幼儿。

教师应认真执行以上规定，每次应把幼儿亲自送到家长手中。

把好教室门，防止幼儿擅自离开教室。

（四）教师应在幼儿一日生活的各环节中仔细观察，准确预见，发现危险因素，及时做出果断处理

1.防止小物品进入体内

小物品一般是指直径不足2厘米且圆滑的物品，如：花生米、黄豆、米饭粒、珠子、棋子、小瓣橘子等。由于这些物品很小，幼儿带在身上不易被发现，玩耍时如果误将其放入口、鼻、耳中，会造成异物进入体内，给幼儿带来伤害或危险。这就要求教师在对幼儿进行教育的同时，对幼儿进行必要的检查。检查可在一日中的某些环节进行，例如：入园晨检时、午睡前等。也可随时检查，发现苗头及时解决。

2.室内、外都应防跌伤

当幼儿进行户外自由活动及有组织的活动时，由于各种原因，可引起跌伤。因此，要求教师在组织幼儿进行户外活动前，应检查器械和活动场地，清除活动场上的砖头、石块、碎玻璃、树枝等，然后检查幼儿的衣服是否符合活动时的要求，如：挽起过长的裤腿，裤腿过宽可用皮筋扎住，提醒幼儿提裤子、系紧鞋带等。

跌伤不仅发生在室外，在室内也时有发生。活动区游戏中常因拥挤发生绊倒跌伤，争抢玩具发生摔伤；甚至幼儿坐在椅子上，向后仰或向前倾也会发生摔伤后脑勺或摔伤下巴、嘴唇的事故。教师应使活动区尽量宽敞，少障碍物，并且要明察秋毫，发现危险的苗头时，应及时制止。

此外，在盥洗室内也应注意幼儿的安全，防止幼儿跌倒、滑倒，造成事故。

3.防烫伤

注意事项有以下几点。

（1）给幼儿的水和饭都须降温后端进室内。

（2）暖壶应放在幼儿拿不到的地方，避免幼儿直接接触，造成烫伤。

（3）寄宿制幼儿园在给幼儿进行盥洗时，应注意倒热水的方式及水温，以免不慎烫伤幼儿。

4.及时发现睡眠中出现的问题

幼儿蒙头睡觉或在被子里玩弄物品，有时也会导致危险，因此，保教人员在幼儿睡觉的过程中也要注意观察幼儿。

二、幼儿常见意外事故的原因与处理

（一）幼儿发生意外事故的原因分析

1.幼儿运动机能不完善

自幼儿学会独自走路时起，意外伤害事故便相伴而生。1岁时，幼儿学会了走路，但动作生硬、笨拙，头占身体的比例大而且重，常使幼儿摔倒。幼儿跌倒时四肢不会做出相应的调整，头面部便首当其冲成了跌打的对象。随着幼儿年龄的增长、动作能力的提高，幼儿受伤的部位扩展到了四肢。2～3岁的幼儿已行走自如，但跑步却不熟练，缓慢的反应速度，较差的平衡能力，较小的注意范围，常使幼儿在跌跌撞撞的小跑中摔伤身体。3岁后幼儿的动作能力有了明显的进步，但相对水平仍然较低，有时也会出现摔倒的现象。

2.幼儿对危险因素缺乏认识

幼儿认识水平较低，缺乏对外界事物的理解和判断，更不会推理事物之间的因果关系。因此，经常由茫然无知的行为引来意外伤害事故。如幼儿突然从跷跷板上跳下；挥舞木棍玩耍时，丝毫不考虑会对别人有什么危害等。像这样由于缺乏对危险事情的认识而发生的意外伤害事故，在托幼园所及家庭中比比皆是。

3.幼儿好奇、好动、活泼、易冲动的特点

幼儿具有强烈的好奇心，活泼好动，有时还会情绪激动和冲动，这些都有可能使他们忽略了周围的环境因素，丧失了理智和判断能力，从而出现各种事故，例如：想看看窗台上的东西或窗外的风景，于是就站在小椅子上不慎摔倒；当与他人争抢玩具时，拿起玩具向他人头上扔去或去推他人等。

4.集体环境中，幼儿人数较多、教师人数较少，也容易引起事故的发生

（二）幼儿常见意外事故的简单处理

1.伤口处理

1）蹭伤的处理

幼儿奔跑、跳跃时不慎跌倒，很容易蹭破膝盖、胳膊肘，尤其是穿衣较少的夏季，更为常见。

蹭破皮肤后应先观察幼儿伤口的深浅，若伤口较浅仅仅蹭破了表皮，只需将伤口处的泥沙清理干净即可。如果伤口较深有出血，应该用自来水或生理盐水清洁伤口，并用酒精消毒伤口，处理后无须包扎。若伤势较严重，需去医院治疗。

2）扎刺的处理

幼儿周围的物品并非十分光滑，如带刺的花草、木棍、竹棍等。竹刺、木刺扎入皮肤后，有时有一部分露出皮肤，有刺痛感，应立即取出。

具体处理办法是：先将伤口用自来水或生理盐水清洗，然后，用消毒过的针或镊子顺着刺的方向把刺全部挑、拔出来，不应有残留，并挤出淤血，随后再用酒精消毒伤口。如果刺扎在了指甲里或难以拔除，应立即送医院处理。

3）剪刀、小刀等文具的划伤与切伤的处理

幼儿在使用剪刀、小刀等文具或触摸纸边、草叶和打碎的玻璃器具、陶器时，都可能会发生手被划破的事故。

具体处理办法是：用干净的纱布按压伤口止血，止血后，在伤口周围用75%酒精由里向外消毒，敷上消毒纱布，用绷带包扎。如果是玻璃器皿扎伤，应先用清水清理伤口，用镊子清除碎玻璃片，消毒后进行包扎。

4）挤伤的处理

幼儿的手指经常被门、抽屉挤伤，给幼儿造成痛苦，严重时，可出现指甲脱落的现象，应及时发现并处理。

具体办法是：若无破损，可用水冲洗，进行冷敷，以便减轻痛苦；疼痛难忍时，可将受伤的手指高举过心脏，缓解痛苦。若有出血，应消毒、包扎、冷敷。若指甲掀开或脱落，应立即去医院。

2.异物入体

1）鼻腔异物

幼儿处于好奇，常把豆子、小珠子、纽扣、橡皮等较小的物品塞入鼻中，这不仅会影响呼吸，还会引起鼻腔炎症，甚至引起气管异物。因此教师应仔细观察，及时取出异物。

具体的方法是：让幼儿深吸一口气，用手堵住无异物的一侧鼻子，用力擤鼻，异物即可排除。若异物未取出，切不可擅自用镊子夹取圆形异物，否则会将异物捅向鼻子深处，甚至落入气管，危及生命。发现鼻腔异物难以取出应马上送医院处理。

2）眼内异物

幼儿眼异物最为多见的是小沙粒、小飞虫等入眼。异物入眼后，可粘在睑结膜的表面，进入睑结膜囊内，也有的则嵌在角膜上。

对于不同的情况，应采用不同的方法。具体的方法如下。

（1）让幼儿轻轻闭上眼睛，切不可揉搓眼睛，以免损伤角膜。教师清洁双手后，方可为幼儿处理。沙粒粘在眼结膜表面时，可用干净柔软的手绢或棉签，轻轻拭去。

（2）若嵌入眼睑结膜囊内，则需要翻开眼皮方能拭去。翻上眼皮的方法是：让幼儿向下看，用拇指和食指捏住他的眼皮，轻向上翻即可。

（3）若运用以上各法不能取出异物，幼儿仍感到极度不适，有可能是角膜异物，应立即去医院治疗。

（4）平时应注意培养幼儿形成爱护眼睛的意识，不用脏手揉眼，不互相扔沙子，眼睛不舒服时应立即告诉成人。

3）外耳道异物

外耳道异物一般分为两种，一种是非生物异物，如幼儿玩耍时塞入的小石块、钮扣、豆类等；另一种是生物异物，如小昆虫等。幼儿外耳道异物可引起耳鸣、耳痛、外耳道炎症及听力障碍，应及时取出。具体的处理方法如下。

（1）幼儿外耳道异物属非生物异物和水时，可用倾斜头、单腿跳跃的动作，将物品跳出。

（2）若无效，应上医院处理。切不可用小棍捅、用镊子夹，否则易损伤幼儿外耳道及鼓膜。

（3）若外耳道异物为小昆虫，可用强光接近幼儿的外耳道，或吹入香烟的烟雾将小虫引出来。

若不见效，应立即上医院。

4）气管异物

气管、支气管异物多见于5岁以下的幼儿，幼儿口含食物或小物件，哭闹、嬉笑时最易发生气管异物。幼儿气管有异物时，会出现呛咳、吸气性呼吸困难、憋气、面色青紫等现象，此时情况紧急，应立即加以处理。具体的方法如下。

（1）若发生在年龄较小的幼儿身上，可将其倒提起来，拍背。

（2）若发生在年龄较大的幼儿身上，可让其趴卧在成人腿上，头部向下倾斜，成人轻拍其后背，或成人站在患者身后，用两手紧抱幼儿腹部，迅速有力地向上勒挤。

（3）若仍不能取出，应立即送往医院处理。

5）咽部异物

（1）咽部异物以鱼刺、骨头渣、瓜子壳、枣核等较为多见。异物大多扎在扁桃体或其周围，引起疼痛，吞咽时疼痛加剧。

（2）咽部异物最好用镊子取出，切不可采用大口吞饭的方法，否则会使异物越扎越深，出现危险。若无法取出，应立即上医院处理。

3.虫咬伤

夏秋季节蚊虫增多，被蚊虫叮咬的机会也随之增多。幼儿中较多见的有被蚊子叮咬、蜂类蛰伤、洋辣子刺伤。具体的处理方法如下。

（1）蚊子咬伤时可用清凉油、绿药膏、酒精、氨水等涂于患处。

（2）蜂和洋辣子刺伤时，伤口处疼痛红肿，此时，可先用橡皮膏将皮肤中的刺粘出来，然后用肥皂水涂于伤处。

（3）若为黄蜂蛰伤，可将食醋涂于伤处。

4.惊厥（抽风）

幼儿出现惊厥的原因很多，高烧惊厥较为常见，如患上感、流脑、中毒性痢疾等均会使幼儿高烧，进而惊厥。此外，由于幼儿缺钙而引起的手足抽搐，或患有癫痫、低血糖或中毒等也会引起幼儿惊厥。

幼儿惊厥的表现通常是突然发作，意识丧失，头向后仰，眼球凝视，呼吸细弱且不规则，口唇青紫，四肢和单侧或双侧面部抽动，持续的时间可由1~2分钟到十几分钟，甚至几十分钟不等。

幼儿惊厥后，成人千万不可惊惶失措，不可大声呼叫或用力摇晃、拍打幼儿。对此，应采取以下措施。①让病儿侧卧，便于及时排出分泌物，防止异物入气管。同时，松开衣领、裤带，保持血液循环的畅通。②不要紧搂幼儿，可轻按幼儿抽动的上下肢，避免幼儿从床上摔下。③将毛巾或手绢拧成麻花状放于上下牙之间，以免幼儿咬伤舌头。但如果病儿牙关紧闭，无法塞入毛巾，不可硬撬。④随时擦去痰涕。⑤用针刺或重压人中穴，即唇沟的上1/3处。

注意：在急救处理的同时，应做好去医院的准备工作。当婴幼儿发烧时，切忌包裹过严过厚，否则会使体温持续上升，导致惊厥。

5.中暑

日光长时间照射幼儿的头部或天气过于暑热，可致使幼儿中暑，从而出现头疼、头晕、耳鸣、眼花、口渴甚至昏迷。

应采取以下措施处理。

（1）将病儿移至阴凉、通风处，解开其衣扣，让其躺下休息.

（2）用凉毛巾冷敷头部，用扇子扇风，帮助散热。

（3）让病儿喝一些清凉饮料，或口服十滴水、人丹等。

注意：炎热的夏季幼儿户外活动时间应避开早10点半至下午2点半，因为此时的阳光正处于最灼热的阶段。炎热季节幼儿可在树荫或屋檐下游戏，避免阳光直接照射。天气炎热时教师应提醒幼儿多喝水。

6.冻伤

幼儿冻伤多为轻度冻伤，多见于耳朵、面颊、手、足等处，仅伤及表面，局部红肿，有痛和痒的感觉。可用冻疮药膏涂予局部。由于受冻处常易复发，不易根治，因此，平时幼儿应注意不要穿过小的鞋子，洗手后将手仔细擦干，脚爱出汗的幼儿应及时换掉汗湿的鞋垫或袜子，并注意经常按摩手、脚、耳、鼻等处。

7.头部摔伤

幼儿玩耍时摔伤头部，不为少见，有时出血，有时不出血。对此，应采取的措施如下。

（1）出血时，马上用一块清洁的纱布轻轻按压伤口，以达止血的目的，并及时送医院。

（2）摔伤后未见出血，成人要对幼儿进行24小时的密切观察，如果出现以下症状应及时送往医院急救。①受伤后有恶心、呕吐的现象；②受伤后有过意识丧失的现象，或正处于意识丧失的状态；③头部剧烈疼痛；④眼、耳、鼻周围有出血症状；⑤有抽风、麻痹、言语障碍等症状。

注意：教育幼儿摔伤头部后务必及时告诉成人。

8.止鼻血

幼儿鼻出血的常见原因有：鼻部外伤，如碰伤鼻子，或幼儿挖鼻孔损伤了鼻黏膜；发热时鼻黏膜充血肿胀，血管脆性增加；鼻腔异物。

止鼻血时需注意：①安慰幼儿不要紧张，用口呼吸，头略低；②捏住鼻翼10分钟，同时用湿毛巾冷敷鼻部和前额；③若无法止血或幼儿经常出鼻血，应去医院诊治。

课 后 演 练

一、选择题

1.传染病的基本特征为（　　　）

A.有病原体　　　　B.有传染性　　　　C.有流行性、季节性

2.传染病一般要经过四个阶段，其中第二个阶段为（　　　）

A.前驱期　　　　B.症状明显期　　　　C.恢复期

3.以下能避免幼儿感染上呼吸道感染的措施有（　　　）

A.应加强锻炼，多组织幼儿在户外活动

B.早晨坚持用热水洗脸

C.根据季节变化，提醒幼儿增减衣服

4.生吃瓜果时，一定要洗干净，以预防（　　　）

A.蛔虫　　　　B.蛲虫

5.给幼儿测量体温时，应先检查体温计，保证此时水银柱的读数低于（　　　）

A.35℃　　　　B.36℃　　　　C.37℃

6.把药物掺在饭菜里喂给幼儿，是不是好办法？（　　　）

A.不是，影响幼儿食欲　　　　B.是，可以让幼儿服下药

7.为预防缺铁性贫血，可以在幼儿出生后3～4个月开始逐渐增加含铁丰富的辅食，譬如（　　　）

A.蛋黄　　　　B.肉末　　　　C.肝泥

8.预防幼儿烫伤，我们应该（　　　）

A.给幼儿的水和饭都须降温后端进室内

B.暖壶应放在幼儿拿不到的地方

C.给幼儿进行盥洗时，应注意倒热水的方式以及水温

二、案例分析

小明的妈妈给小明测量体温时，测量的度数总是比在托幼园测的低，于是她请教托幼园的李老师，李老师该告诉小明的妈妈哪些使用温度计的方法呢？

三、简答题

1.婴幼儿腹泻的原因主要有什么？如何预防？

2.如何防治婴幼儿缺铁性贫血？

3.如何护理发高烧的病儿？

4.异物人体应如何处理？

本 章 小 结

传染病的基本特征：①有病原体；②有传染性；③有流行性、季节性；④有免疫性。

传染病的预防：①管理传染源，应做到早发现、早报告、早隔离治疗；②切断传播途径；③保护易感者。

弱视的原因包括：①先天性弱视；②斜视性弱视；③屈光参差性弱视；④形觉剥夺性弱视。

托幼园的安全管理包括：①经常检查园内、班内的设备；②建立药品和危险物品的保管制度；③建立幼儿接送制度，防止走失；④教师应在幼儿一日生活的各环节中仔细观察，准确预见，发现危险因素，及时做出果断处理。

幼儿发生意外事故的原因：①幼儿运动机能不完善；②幼儿对危险因素缺乏认识；③幼儿好奇、好动、活泼、易冲动的特点；④集体环境中，幼儿人数较多、教师人数较少。

第六章 托幼园所环境的卫生要求

课前预习

1.托幼园所的房舍通常分为_____、_____和_____三大类。

2.托幼园所的室外环境，除了道路用地外，主要指____和____。

3.幼儿使用的各种笔、绘画颜料、橡皮泥等不应含_____，笔杆外的涂料应具有不宜_____、_____的特点。

4.幼儿常用的盥洗用具有肥皂、毛巾、牙刷、牙膏、刷牙杯、洗屁股盆、洗脚盆等。除肥皂以外，其他的盥洗用具都应该是_____。

托幼园所的物质环境，主要包括园内的建筑物及室内外各种设施、设备与用具。为幼儿提供一个良好的、符合卫生要求的物质环境，是保证幼儿正常的生长发育和健康发展的基础，也是做好托幼园所保教工作的重要前提。

托幼园所的物质环境建设，必须以保证幼儿健康、促进幼儿发展为目的，从安全、保健、教育等基本点出发，创设出既符合幼儿发展水平，又能促进幼儿身心健康发展的最佳环境，使幼儿能在园所中安全、健康、愉快地进行生活、游戏和学习。

第一节 托幼园所房舍、场地的卫生要求

一、托幼园所的房舍

（一）托幼园所房舍的配置及其卫生原则

1.托幼园所房舍的配置

托幼园所的房舍通常分为生活用房、服务用房和供应用房三大类。

托儿所的生活用房主要包括乳儿室、喂奶室、配乳室、卫生间和贮藏室等。

幼儿园的生活用房主要包括活动室、寝室、卫生间、衣帽贮藏室、音体活动

室等。

托幼园所的服务用房主要包括医务保健室、隔离室、晨检室、教职工办公室、资料室、会议室、值班室、传达室及教职工厕所、浴室等。

托幼园所的供应用房主要包括幼儿厨房、消毒室、烧水间、库房等。

2.托幼园所房舍配置的卫生原则

托幼园所的房舍配置，除了需要考虑适合于不同年龄阶段幼儿发展的特点以外，还应该遵守以下几个基本的卫生原则：①房舍建筑本身应安全、牢固；②房舍的配置要能保证幼儿的安全以及身心的健康发展；③房舍的配置要便于控制传染病在园所内蔓延或流行。

例如，托幼园所的生活用房应安排在当地最好的日照方位，以保证室内光线充足和房屋的冬暖夏凉；在温暖地区、炎热地区的生活用房应避免朝西，否则应设遮阳设施。这些措施都是为了保证幼儿身体的健康。

再如，托幼园所的生活用房应设计成每班独立使用的生活单元，包括活动室、寝室、卫生间、贮藏室等，其中以活动室为主干，其他各室分别与之相互连接，各单元应有自己单独的出入口及通向户外活动场地的过道。这种配置既便于保教人员组织幼儿活动及进行日常生活照顾与管理；在传染病流行期间，也便于班级之间采取隔离措施；若遇到紧急情况，也有利于疏散。

托幼园所房舍的建筑设计以及卫生安全要求，可参照我国住房和城乡建设部于2019年发布的《托儿所、幼儿园建筑设计规范》等有关文件和规定。

（二）托幼园所生活用房的卫生要求

1.活动室

活动室是幼儿生活、游戏与活动的主要场所。

1）活动室应宽敞

按国家有关规定，每班活动室的面积均应在50平方米以上，依据幼儿年龄的不同，幼儿人数可为20~35人，活动室净高不应低于2.80米。

2）活动室应采光充分、照明良好

幼儿的视觉器官尚未发育完善，要保护好幼儿的视力，必须解决好活动室的采光和照明问题。

采光，又称自然采光，是指以日光为光源来获取视觉效果的方法。照明是指用人工光源获取视觉效果的方法。采光和照明的目的，是为了形成良好的视觉环境，保证安全和用眼卫生。活动室要做到光线充足，就要保证采光充分。这不仅能减少幼儿的视觉疲劳，预防和减少近视；还会影响到幼儿的心理状态，使幼儿感到舒适和心情愉快；适宜的自然光线，还具有杀灭细菌、净化空气、促进幼儿新陈代谢的功能。当遇到阴雨天或早晚间活动时，由于自然采光不足，这就需要使用人工照明来调节室内光线。

活动室采光和照明的卫生要求主要有两个方面：一是应使室内各桌面、黑板面有足够的照度（照度是指光线的明亮程度），照度充足，眼睛就看得清楚，不宜产生视觉疲劳；二是应做到光线均匀，光质柔和，避免产生眩光和阴影，以保护幼儿的视觉机能。

活动室的采光状况与照度，主要取决于窗户的面积大小，通常日采光系数来衡重。采光系数是指窗户的透光面积与室内地面面积之比，一般来讲，幼儿活动室侧窗采光的采光系数不应低于1∶5。此外，窗户玻璃的清洁度、窗外是否有遮挡物、室内墙壁的颜色等方面的因素也会对室内的采光状况与照度产生一定的影响。为了保证活动室内具有充足的采光与照度，活动室的窗户应尽可能开设多些、大些，窗户的玻璃应尽可能擦得明亮些，窗外尽可能没有高大建筑物或树木等的遮挡，室内的墙壁、天花板及家具等，也应尽可能选用浅色的涂料。同时，为了避免眩光和日光的直射，还应采取相应的遮光措施。

活动室宜采用日光色光源的灯具照明，照度值应以150LX（勒克斯）为宜，若使用荧光灯照明，应尽量减少闪效应的影响。

3）活动室应通风良好

通风的目的是通过空气流通，引进室外的新鲜空气，排出室内因呼吸等原因而产生的污浊空气，并调节室内的温度与湿度，以保证室内有适宜的小气候。将污浊的空气排出，引进室外新鲜的空气，叫作换气。

幼儿的需氧量较大，对疾病的抵抗能力较差，如果活动室的空气较浑浊，含氧量不足，有害于身体的空气成分高于限度，再加上闷热，以及湿度过大或过小，都有可能会造成幼儿机体缺氧，引起幼儿疲劳、精神不振、注意力不集中等现象。而且，也较容易导致某些疾病的传播，影响幼儿的生长发育和健康。因此，合理的通风换气，是保证室内空气清新、适宜的条件，这对于保证幼儿身心健康十分重要。

活动室通风的形式主要有两种：一种是自然通风，即利用自然风力、气流的通风形式；另一种是人工通风，是指利用电风扇等电器产品进行通风的方法。

活动室的通风应以经常敞开窗户这一主要的形式来实现。具体方法如下。

（1）把窗户全部打开，一般10分钟左右就可换气一次。

（2）为了保证室内空气新鲜，活动室应建立起每日合理的通风制度：幼儿入园前、到户外活动时、进寝室睡眠时，以及离园时打开所有窗户通风换气；幼儿在室内活动期间，应根据季节的不同以及活动室窗户的具体设置情况，定时开启全部或部分的窗户通风换气。

（3）应避免让幼儿在穿堂风中活动。

（4）通风换气时间的长短，可根据室内外气温的具体状况来决定，一般而言，若室外和室内温度相差较大，通风换气的速度就相应较快，这时，通风换气的时间可以相对短一些，反之，则应相对长一些。

4）活动室的地面应保暖、防滑

活动室的地面宜为暖性、弹性地面，其中以铺设木制的地板为佳，这样有利于保暖、防潮和打扫，而且地板具有一定的弹性，幼儿活动时比较安全。

5）活动室的其他卫生要求

活动室的墙角、窗台、暖气罩、窗口竖边等棱角部位必须做成小圆角。活动室电源插座安装的高度不应低于1.70米。

活动室应用低温热水集中采暖，供暖的散热器必须采取防护措施。采用局部式采暖时，一定要采取适当的防火措施及相应的通风与排烟措施，以防火灾以及有害气体等对幼儿机体的影响。

2.寝室

寄宿制幼儿园及有条件的全日制托幼园所最好单设幼儿寝室。

寝室的窗户上应配置颜色较深的窗帘，以利于幼儿午睡。地面最好铺设木制地板，以增加保温性。在冬季采暖设施方面，其安全与卫生的要求与活动室的要求基本一致。寄宿制幼儿园的寝室，还应设置夜间供保健员巡视时用的照明设施。

寝室内应保持整洁与安静，经常开窗通风，保持空气流通与新鲜，即使在较寒冷的冬季，也应在幼儿进入寝室进行午睡前，开窗换气10分钟左右。

如果是开窗睡眠，应避免穿堂风或让风直吹到幼儿的身上。幼儿起床以后，应将自己的被子掀开，把贴身的部分暴露在外面，然后离开寝室，保教人员应开窗，通风换气约10分钟以后再将被子叠起，以保证幼儿的健康及寝具、寝室的卫生。

有条件的托幼园所，可以在寝室里安装紫外线灭菌灯，以便于经常进行室内的空气消毒，尤其是在传染病流行期间，其所起的作用将更加有效与重要。

3.卫生间

卫生间是幼儿进行洗漱以及排泄的生活用房。

卫生间应临近活动室和寝室，盥洗和厕所应分间或分隔。炎热地区的托幼园所，各班的卫生间内还应设置冲凉浴室。

保教人员不得使用幼儿的厕所。若保教人员的厕所设置在幼儿的卫生间内，应与幼儿的厕所分隔开。

卫生间的地面应为易清洗、不渗水并防滑的地面。卫生间中应有直接的自然通风，并始终保持通风与干燥。卫生间内应设有专门的污水池，用于冲洗抹布、墩布或倒污水。

由于幼儿的身材较矮小，动作能力的发展还较差，因此，幼儿的盥洗设备与厕所设备的大小、高矮，以及结构、种类等的选择，均应适合于幼儿的身材特点及能力发展水平。例如：年龄较小的幼儿可以使用儿童便盆，小婴儿使用的便盆最好放在便盆架上，以防婴儿坐盆时会歪倒；年龄较大的幼儿可以使用宽窄与高矮都较合适的蹲式便池或坐式便器，男幼儿可以使用低矮的小便池。幼儿应使用水龙头的流动水洗手，故水槽的宽度、高度及水龙头的高度等，也应与幼儿的身材相适应，以便使幼儿能较容易地进行盥洗。每个水龙头旁边可以放置一块肥皂或悬挂一个肥皂袋，供幼儿洗手时使用。盥洗室内幼儿使用的镜子及放置盥洗用具的柜子和架子等，其高度与大小也应适合于幼儿的身材。

卫生间内的各种设备与用具应经常进行必要的清洗和消毒。

二、托幼儿园所的室外环境

托幼园所的室外环境，除了道路用地外，主要指绿化带和室外活动场地。

（一）托幼园所的绿化

托幼园所的绿化非常重要。

首先，绿化能改善托幼园所内局部小环境的气候，减少尘土、废气、噪音等有害物质对幼儿的危害，使空气得到净化。绿色植物通过光合作用，具有吸收二氧化碳、释放氧气的功能，因而能使空气变得清新，含氧量增高；许多绿色植物具有吸收有害气体及明显的阻留、吸附尘土的作用和能力；绿色植物对声波还具有一定的吸收和反射的作用，能有效地减弱噪音的强度；进行适当的绿化，还有助于调节气温、湿度及风速。

其次，绿化能起到美化环境的作用，有利于幼儿产生愉悦的情绪，怡情养性。

再者，在烈日炎炎的夏季，幼儿还可以在浓荫下进行活动和纳凉，有助于夏季开展户外活动。

此外，托幼园所还可以利用绿化带，引导幼儿认识各种树木与花草，培养幼儿对大自然的兴趣及热爱大自然的情感。

因此，托幼园所应尽可能地扩大园所内的绿化面积。

在托幼园所的绿化带中，可以种植一些树木、花草及常见的农作物，但要避免种植有毒的或带刺的植物，以免伤害幼儿。在种植的树木与花草中，最好既包括常绿树，又包括落叶树，以便使园所内一年四季都能见到绿色，同时又能体会到季节的变化。有条件的托幼园所，应铺设一定面积的草坪，幼儿很喜欢在草坪上追逐和玩耍。

（二）托幼园所的室外活动场地

托幼园所的室外活动场地，主要是供幼儿进行户外游戏和体育活动时使用。

托幼园所应设置各班专用的、靠近各自活动室的室外活动场地。每班活动场地的面积不应少于60平方米，各活动场地之间宜采取相应的分隔措施，在传染病流行期间便于班级之间的隔离，以控制传染病的蔓延。如果托幼园所的室外活动场地不足，各班可以有计划地采取轮流使用室外活动场地的方式，这样便可以充分地提高室外活动场地的使用率。

托幼园所还应有全园共用的室外活动场地。共用的活动场地既应包括可供节日或全园师生活动时使用的面积较大的活动场地，也应包括可设置大、中型幼儿运动器械、戏水池、沙坑及30米长的直跑道等的活动场地。

如果托幼园所的场地较为宽敞，在场地的边缘，还可设置一些凉亭、回廊、坡缓的小山坡等，便于幼儿休息和满足幼儿各种活动的需要。但同时也应注意，不宜把户外空间塞得过紧、过满，以防影响幼儿自由地奔跑与活动。

幼儿室外活动场地的地面设施最好有多种类型，如水泥地、泥沙地、草地等。水泥地平整、便于清扫、雨后容易干，较适合于开展各种游戏活动；泥沙地弹性较好，具有一定的缓冲作用，幼儿在上面奔跑和跳跃时较安全，适合于开展幼儿体育活动；草地美观而柔软，能深深地吸引幼儿，有利于幼儿在上面自由玩耍。

第二节　托幼园所常用设备与用具的卫生要求

托幼园所的各种设备与用具，是幼儿生活及开展各种活动所必需的物质条件，为了保证幼儿的身心健康与发展，这些设备与用具必须适合于幼儿的年龄特点，符合基本的卫生要求。

托幼园所中的设备与用具，无论是哪一种，都必须具备以下基本的卫生要求：

首先，使用安全。

其次，便于清洗与消毒。

再次，结构设计及在环境中的设置较合理。

一、玩具的卫生

玩具是幼儿进行游戏活动的基本物质材料。托幼园所的玩具是为集体儿童所使用的，如果选购不当或管理不善，很容易引起幼儿身体受损，或导致疾病的传播。因此，托幼园所在选购和管理玩具时必须符合卫生要求。

幼儿玩具的基本卫生要求是：无毒、安全、牢固、耐玩、易于保洁与消毒、对幼儿身心的健康发展能起到良好的促进作用。

具体地说，在选购幼儿玩具时，应重点注意以下几个方面。

一是要注意制作玩具的材料以及玩具表面的涂料是否含有毒性。例如在选择塑料玩具时，聚乙烯类的塑料是无毒的；玩具上所涂的颜料通常都含有一定的砷、铅、汞等有毒物质，在选购时应选购其含量低于卫生标准的产品，并要求幼儿在使用时不要将玩具置于嘴中，并教导他们在活动后要洗手。如果可能，最好在有色的颜料玩具外面，涂上一层透明的漆，以形成较安全、牢固的保护层，同时，还需注意颜料与漆都应是无臭无味、不溶于水的。

二是要注意玩具的安全性。例如玩具的表面应是光滑的，没有锐利的边和角，以免引起幼儿外伤；玩具的大小与轻重应适合于幼儿，过小的玩具则易造成异物入体，而过重的玩具则易造成砸伤，带子弹的玩具枪极易造成身体的伤害，也不能选购。

三是要注意玩具的材料应便于保洁和消毒。一般宜选购塑料、橡胶、木材和金属制成的玩具。有些不能清洗的毛绒玩具，只能作为观赏使用，不能作为幼儿的操作玩具。有些玩具如口哨、喇叭等吹响玩具，由于需要专人专用，因此，不适合在托幼园所中使用，否则有可能导致疾病的传播。

四是要注意避免选购对幼儿的身心健康有可能会造成不良影响的玩具。所选购的玩具，在外形和功能上应是能吸引幼儿的，能引起幼儿良好的情绪与情感感受的，并具有较好的教育作用。而不应选购容易引起幼儿视觉、听觉、触觉不安的玩具或不利于正确教育的玩具，例如：不应选购看似可怕、恐惧的玩具，不应选购响声过大或过多有声响的玩具，以免产生过强的声音刺激，损伤幼儿的听觉机能。不应选购手铐之类有碍于幼儿心理健康发展的玩具。

幼儿的玩具在使用一段时间以后应进行消毒，通常可以采用温水和肥皂清洗，或使用消毒液清洗，也可以根据玩具材料的性质采用蒸煮或日光曝晒等方法进行消毒。

托幼园所应建立起玩具的使用与管理制度，其主要内容应包括以下几点。

（1）指导幼儿正确地使用各种玩具。

（2）玩具应实行经常性的消毒。

（3）对已损坏的玩具，应及时加以修理，无法修理的则应及时废弃不用。

（4）玩具在不使用时，应放在规定的玩具柜中加以保存。

这样，既能保持玩具的清洁卫生，又能培养幼儿爱护玩具、保持玩具清洁的良好习惯。

二、教具、文具和图书的卫生

托幼园所常用的文具和教具有蜡笔、彩色铅笔、水彩笔、绘画颜料、绘画用纸、彩色纸、橡皮泥、图片、黑板、彩色粉笔、贴绒板，以及各种直观教具等。

幼儿使用的各种笔、绘画颜料、橡皮泥等不应含有毒物质，笔杆外的涂料应具有不宜脱落、不溶于水的特点；笔杆的粗细、长短及轻重，都应适合于不同年龄阶段幼儿手部肌肉、关节及骨骼发育的特点，以便使幼儿使用起来较省力、自然和协调。

托幼园所的黑板最好使用磁性黑板，磁性黑板既平整、无裂缝、不反光，而且也使用方便与卫生。若使用一般性黑板，应尽可能用湿的抹布拭去不要的粉笔印迹，以免让幼儿吸进粉笔灰；同时，也要注意粉笔颜色与黑板颜色之间的反差度避免黑板反光，以便使幼儿能看得见和不刺眼。在使用贴绒教具的时候，也应注意贴绒板与直观教具之间颜色的反差度。

教师教学用的图片，其画面应较大，以便使每名幼儿都能看到，其色彩应明快、鲜艳与和谐，并具有一定的对比和反差。

儿童读物的文字、插图、符号等，要大而清晰，并且与纸张的颜色之间应有鲜明的对比，但色彩要协调和柔和，不要对视觉产生过分的刺激；所用纸张的质地也应结实、耐用，纸面光滑且不反光；字行间距不宜太近，书型、重量及大小等均应适合于幼儿使用。儿童读物应定期进行消毒，可以使用紫外线消毒，也可以在日光下进行翻晒。幼儿读物如果有破损，应及时进行修补，残破严重和脏污的图书应及时废弃。

幼儿在进行绘画或阅读儿童读物的时候，保教人员还应注意把握好幼儿使用笔绘画及使用眼看书的时间，不宜使幼儿手部和眼部过于疲劳，同时，应帮助幼儿学习和掌握正确的用笔姿势、看书姿势及看书的方法。

三、幼儿运动器械的卫生

托幼园所的运动器械有大、中型的，如滑梯、秋千、转椅、荡船、攀登架、摇马、平衡板、投掷架等，也有小型的运动器械，如小三轮车、手推车、塑料圈、哑铃、各种球等。

幼儿运动器械的卫生要求是：坚固、耐用、光滑、使用安全；高矮、大小、坡度等均适合于幼儿的年龄特点，有利于幼儿的身心健康与发展；在幼儿每次活动以前，要仔细检查器械的关键部位是否安全，防止意外伤害；当发现运动器械有破损、脱落、变锈等现象时，应立即停止使用该器械，并及时加以处理；对器械定期进行检修，加强安全与清洁管理等。

四、幼儿桌椅的卫生

幼儿在活动室进行游戏、绘画、进餐等活动及休息时都离不开桌椅。合适的桌椅，有助于幼儿保持良好的坐姿，避免疲劳，预防近视和脊柱异常弯曲的发生。

幼儿桌椅的大小尺寸、结构以及配置，应符合下列的卫生要求。

（一）幼儿桌椅的大小、结构等，应适合于幼儿的身材

（1）椅高（指椅面前缘最高点距离地面的垂直高度）：应与幼儿的小腿长相适应，使幼儿在就座时，大腿与小腿之间的夹角基本上能保持在90°左右。这样，幼儿的下肢便可着力于整个脚掌上，不会出现明显的压迫感，而且，下肢可以较自然地前后或左右方向移动。若幼儿使用的椅子太高，幼儿两脚就会处于悬吊状态，致使下肢的血管和神经受到压迫，而且，由于足部失去了支持力，幼儿坐时会感到不舒服，因而便会很自然地将臀部前移或倾斜椅面，以致形成不稳定的姿势，使幼儿容易疲劳或摔倒；椅子若太低，幼儿大腿前部就会向上抬起，致使支撑幼儿身体的面积减少，也容易引起幼儿身体的疲劳。

（2）椅深（指椅面前后的深度）：应为幼儿大腿长的2／3～3／4，以便使幼儿在就座时，大腿的后3／4部分都能置于椅面上，椅宽（指椅面左右的宽度）为幼儿臀部的宽度再加上5～6厘米，以保证幼儿臀部对于身体支撑作用的发挥。

（3）椅背的高度：应略高于幼儿肩胛骨的下部，椅背的下端离椅面应留有一定的空隙，以便使幼儿臀部能前后移动，椅背应适当地向后倾斜7°左右。

（4）桌椅高度差（指桌面与椅面之间的垂直距离）：应合适，以幼儿在就座时，两臂能很自然地平放在桌面上、背部能伸直为宜。桌椅的高度差若过大，会使幼儿在就座时耸肩或单肩提高，易造成脊柱异常穹曲；若桌椅高度差过小，则会使幼儿上体过度前倾，易形成驼背。

（5）桌椅的重量应适中，便于幼儿自己安全搬运；桌椅的颜色应选用浅色，但不应使用白色，因为白色的反光性较强，会对幼儿的眼睛产生较强的光刺激，以致损伤眼睛。

（6）幼儿应使用平面桌，桌面的面积可大、可小，可以两人坐，也可以四人坐、六人坐等。无论是几个人共同使用一张桌子，在幼儿进行桌面活动时，其采光的方向以及光线的强弱等均应符合基本的卫生要求。此外，桌子的下方不宜设有抽屉或横栏，以免影响幼儿下肢的正常摆放与活动。

（7）幼儿的桌椅应经常擦拭。用于进餐的桌子，在每次使用前，均应使用专用的抹布进行擦拭并进行必要的消毒，以保证幼儿进餐时的卫生。

（二）幼儿桌椅的配置应以幼儿的身高为依据

幼儿桌椅配置的依据应是幼儿的身高，而不是幼儿的年龄，因此，每一个班最好备有三种不同尺寸大小的桌椅。幼儿身高相差10厘米以内者，可以使用同一尺寸大小的桌椅。同时，还应该注意根据幼儿身高的变化，不断地调整桌椅，使之始终适应于幼儿的发展与需要。

五、幼儿床以及寝具的卫生

每名幼儿应使用自己专用的小床。幼儿床的大小、长短及结构等，也应适合于幼儿的身材。

具体地说，幼儿床的长度应为幼儿的身长再加上15～25厘米；床的宽度应为幼儿肩宽的2～2.5倍。为了保证幼儿睡眠时的安全以及便于幼儿自己上下床，幼儿床的高度一般为30～40厘米，不宜过高。床的周围应设有栏杆，在床的一侧可留有上下床的空隙。幼儿使用的床不宜过软，最好是木板床或棕绷床、藤绷床，这一类床有利于幼儿脊柱的正常发育。若卧室较小，或将幼儿的睡眠安排在活动室中，可以使用幼儿双层床或幼儿折叠床，其尺寸大小及结构等方面的设计，也应适合于幼儿的身材以及考虑到幼儿的健康。为了避免幼儿睡眠时相互干扰、适当地控制疾病的传播，以及便于保教人员在床间进行巡视和照料，幼儿床的床头之间及床与床边缘之间均应保持一定的距离。幼儿使用的床应保持清洁与干燥，必要时可以放到日光下进行曝晒消毒。

幼儿枕头的高低及软硬程度，直接关系到幼儿的健康，应选用较扁平些的、较柔软些的枕头，过高或过低的枕头都会影响到幼儿脊柱、颈椎的正常发育，也易引起幼儿落枕。

例如，过高的枕头有可能导致幼儿脊柱异常弯曲或成年后患颈椎病；过低的枕头或不枕枕头，会使幼儿头部过分后仰，造成颈前部肌肉压迫气管，从而影响幼儿正常的呼吸及头部的血液循环等。

幼儿枕头的软硬度也应适中，不宜过硬，也不宜过软，否则也会影响到幼儿头部的血液循环。

幼儿应使用自己专用的寝具，如枕巾、被子和褥子等，寝具应选用纯棉制品，并经常进行必要的清洗和晾晒，不用时则应放置在干燥的橱柜中加以保存，以保证其清洁与卫生。我国南方的夏季比较炎热，可以在幼儿的床上铺席子，幼儿使用的席子以草席为宜，新购买的席子应用开水浇烫、晾干，幼儿使用时，每天应用温水擦洗，以消灭或减少席中的有害生物。

六、幼儿橱柜的卫生

幼儿直接使用的橱柜主要包括玩具柜、文具柜、饮水杯柜、刷牙杯柜、衣帽柜、鞋柜等，橱柜的结构、高矮及深度，应适合于幼儿的身材，以便于幼儿自己取放和整理。

（1）橱柜不应有尖锐的棱角，最好制作成小圆角。

（2）橱柜的表面应光滑，避免有木刺或钉子露出。

（3）橱柜应敦实，重心较低，以免幼儿不慎将此推倒而造成伤害。

（4）如果可能，最好将橱柜设在墙内，这样既能扩大幼儿活动的空间，又能避免幼儿碰撞。

七、幼儿饮食用具的卫生

幼儿常用的饮食用具有碗、碟、匙、筷子、饮水杯等，其质料应坚固、光滑、无毒、易于清洗与消毒、不起化学反应、防烫嘴和手，其大小、重量及结构等应适合于幼儿手部发育的特点，便于幼儿用手操作。

幼儿使用的餐具，可以选用耐高温的塑料餐具、铁制餐具、瓷器或钢化玻璃食具等。如果使用搪瓷制品，必须注意瓷釉的制作特点及瓷釉脱落的问题，以免伤害幼儿。幼儿使用的筷子宜选用圆柱体的竹制筷子或木制筷子。长度20厘米左右，筷子的外表不要涂漆。如果幼儿使用的饮食用具出现了破损，应及时更换，以免伤害幼儿的肌肤或出现某些危险。

幼儿每次进餐以后，用过的餐具应及时洗净并进行消毒，消毒的方法通常有煮沸消毒、蒸气消毒、红外线消毒等。

八、幼儿盥洗用具的卫生

幼儿常用的盥洗用具有肥皂、毛巾、牙刷、牙膏、刷牙杯、洗屁股盆、洗脚盆等。除肥皂以外，其他的盥洗用具都应该是专人专用。

由于幼儿的皮肤比较娇嫩，保护机能较差，很容易受到损伤。因而，幼儿使用的肥皂应选用刺激性较小的肥皂，例如肥皂中含碱很少，多属中性，较适合于清洁幼儿的皮肤。

幼儿使用的毛巾也应选用质地较柔软的棉织品，以免擦伤幼儿娇嫩的肌肤，尤其是年龄较小的婴儿，更需格外注意。此外，毛巾不宜太厚，以利于幼儿自己动手盥洗。

寄宿制幼儿园中幼儿的洗脸毛巾与洗脚毛巾应分开使用，女幼儿还应有专用的清洗外阴的毛巾。幼儿每次盥洗后，保教人员应将毛巾搓洗干净然后晾挂，以保持毛巾的清洁与干燥。托幼园所中一般使用毛巾架来晾挂毛巾，毛巾架应使每条毛巾之间保持一定的距离，以保证通风干燥和避免相互接触，并且应经常搬到室外，放在日光下进行曝晒消毒。

寄宿制幼儿园，由于幼儿需要在园里住宿，这就需要幼儿园为幼儿准备刷牙的用具和洗屁股、洗脚用的盆。

幼儿应使用儿童型牙刷，这种牙刷的结构与毛的质量较适合于幼儿。刷牙后，牙刷上往往会残留一些细菌，因此需彻底清洗干净，将其甩干，然后再把牙刷毛端朝上、牙刷柄端朝下地放置于刷牙杯中，以保持牙刷的干燥，干燥的牙刷不利于细菌的生长与繁殖。幼儿使用的牙膏最好选用含氟的牙膏，含氟的牙膏对于防止幼儿龋齿具有一定的作用，但一定要提醒幼儿将牙膏沫吐干净，不要吞食，以防幼儿氟吞食过多而引起氟中毒。刷牙杯应定期进行清洗和消毒，牙刷应定期进行更换。

幼儿使用的洗屁股盆和洗脚盆应分开，并且在幼儿每次洗完以后应进行必要的清洗及定期进行消毒。

课 后 演 练

一、选择题

1.托幼园所房舍配置的卫生原则包括（　　　　）

A.房舍建筑本身应安全、牢固

B.房舍的配置要能保证幼儿的安全以及身心的健康发展

C.房舍的配置要便于控制传染病在园所内蔓延或流行

2.按国家有关规定，每班活动室的面积均应在_____平方米以上（　　　　）

A.40　　　　　　　B.50　　　　　　　C.60

3.幼儿园的设备与用具，应具备以下哪些卫生要求？（　　　　）

A.使用安全　　　　　　B.便于清洗与消毒

C.结构设计以及在环境中的设置较合理

4.教学用的图片有哪些要求？（　　　　）

A.画面较大　　　　　　B.色彩明快　　　　　　C.色彩的反差不大

5.不光滑的玩具能给幼儿玩吗？（　　　　）

A.能　　　　　　B.不能

6.每一个年龄班最好备有_____种不同尺寸大小的桌椅（　　　　）

A.2　　　　　　　B.3　　　　　　　C.4

7.给幼儿使用的席子，应注意哪些？（　　　　）

A.以草席为宜

B.新购买的席子应用开水浇烫、晾干

C.幼儿使用时，每天应用温水擦洗

8.橱柜有哪些要求？（　　　　）

A.不应有尖锐的棱角，最好制作成小圆角

B.橱柜的表面应光滑，避免有木刺或钉子露出

C.橱柜的重心应较高

9.下列可以让幼儿使用的餐具有（　　　　）

A.铁制餐具　　　　　　B.瓷器　　　　　　C.普通的塑料餐具

10.幼儿是否可以使用含氟牙膏？（　　　　）

A.可以　　　　　　B.不可以

二、案例分析

1.新学期就要开学了，李老师准备采购一批新桌椅，他应该注意哪些事项呢？

2.王老师发现很多幼儿的毛巾使用得比较混乱，个别同学只有一条毛巾，既擦脸又擦脚，王老师准备好好教育孩子一番，教会他们正确使用毛巾。王老师应该对孩子们讲哪些知识呢？

三、简答题

1.举例说明托幼园所的物质环境卫生对于幼儿健康发展的重要意义。

2.在见习某一所幼儿园的基础上，分析该园在物质环境的卫生方面，哪些做得比较好，哪些还需要不断地加以改进。

3.简述幼儿玩具、幼儿运动器械、幼儿桌椅等设备与用具的卫生要求。

本 章 小 结

托幼园所房舍配置的卫生原则：①房舍建筑本身应安全、牢固；②房舍的配置要能保证幼儿的安全及身心的健康发展；③房舍的配置要便于控制传染病在园所内蔓延或流行。

活动室的主要卫生要求：①活动室应宽敞；②活动室应采光充分、照明良好；③活动室应通风良好；④活动室的地面应保暖、防滑。

在选购幼儿玩具时，应重点注意以下几个方面：一是要注意制作玩具的材料以及玩具表面的涂料是否含有毒性。二是要注意玩具的安全性。三是要注意玩具的材料应便于保洁和消毒。四是要注意避免选购对幼儿的身心健康有可能会造成不良影响的玩具。

幼儿桌椅的大小尺寸、结构及配置，应符合下列的卫生要求：①幼儿桌椅的大小、结构等，应适合于幼儿的身材；②幼儿桌椅的配置应以幼儿的身高为依据。

第七章　生活管理

课前预习

1.在制定生活制度时，应合理地安排婴幼儿的_____，保证婴幼儿有充足的睡眠及户外活动的时间。

2.对幼儿进行定期的和不定期的_____，可以了解到每个幼儿的生长发育情况和健康状况。

3.托幼园所建立并严格执行_____，是预防疾病发生以及切断传染病传染途径的一项重要措施。

4._____是托幼园所控制传染病传播和蔓延的一项重要措施。

第一节　生活制度

一、生活制度的意义

托幼园所的生活制度，指按科学的依据把幼儿每日在园内的主要活动，如入园、进餐、睡眠、游戏、户外活动、教育活动、离园等在时间和顺序上合理地固定下来，并形成一种制度。

托幼园所制定并实施合理的生活制度，可以使婴幼儿在园内的生活既丰富多彩又有规律性，劳逸结合，动静交替，这不仅有利于婴幼儿的生长发育和健康，而且还有助于培养婴幼儿有规律的生活习惯，同时，也为保教人员顺利地做好保健和教育工作提供了重要的条件。

二、制定生活制度的依据

托幼园所在制定生活制度时，必须综合地考虑与之有关的各种因素，制定出既切合本园实际情况又符合幼儿发展特点的合理的生活制度。一般来说，在制定生活制度时主要依据以下几个方面。

（一）婴幼儿的年龄特点

一方面，婴幼儿期是生长发育十分迅速的时期，托幼园所的生活制度必须首先满足幼儿生长发育的需要，因此，在制定生活制度时，应合理地安排婴幼儿的进餐时间，保证婴幼儿有充足的睡眠及户外活动的时间。

另一方面，还应该考虑到不同年龄阶段幼儿的具体特点，使不同年龄阶段的幼儿在生活制度的安排上有所区别。例如：幼儿年龄越小，其进餐的次数就越多，睡眠的时间就越长，而每次游戏活动或教育活动的时间则越短；随着幼儿年龄的增长，其进餐的次数以及睡眠时间可以逐渐减少，而每次游戏活动或教育活动的时间与次数则可以逐渐增长和增多。

（二）婴幼儿生理活动的特点

根据神经生理学的理论，人在从事某种活动时，大脑皮层只有相应部分的神经细胞处于兴奋和工作状态，其他部分的神经细胞则处于抑制和休息状态，从而形成工作区和休息区。工作区和休息区可以随着活动性和活动方式的改变而发生交互变化，这种镶嵌式的活动方式，可以使大脑皮层各区轮换休息，以保持机体正常的工作能力，防止过度疲劳。婴幼儿神经系统尚未发育成熟，如果某一种性质的活动持续时间过长，就会引起大脑皮层相应区域神经细胞的疲劳，因此，婴幼儿在从事某一种活动一定时间后，应该及时变换活动的性质，这样，才能使婴幼儿大脑皮层的神经细胞得到充分的休息，避免疲劳，以保持较好的工作能力。

为此，托幼园所在制定生活制度时，应考虑到不同性质的活动轮换进行，做到劳逸结合、动静交替，例如：在教育活动之后，可以安排幼儿自由的游戏活动；在室内较安静的活动之后，可以让幼儿到户外进行体育活动等，这样，便可以使幼儿大脑皮层各机能区的神经细胞及身体的各器官系统既能得到充分的调动和锻炼，又能得到轮流的、充分的休息，从而促进幼儿身心健康的发展。

（三）地区特点以及季节变化

我国地域辽阔，具有较大的南北气候差异及东西时间差异，各园所应根据本地区的具体地理特征及本园的实际情况，制定相应的生活制度。同时，在制定生活制度时，还应考虑到不同季节的特点，对生活制度中的部分环节进行适当的调整。例如，夏季昼长夜短，幼儿入园的时间可适当提前，寄宿制幼儿园早晨起床的时间也可以适当提前，而幼儿晚上睡觉的时间也可以适当推迟，为了保证幼儿每天有足够的睡眠时间，中午可适当地延长幼儿午睡的时间等。必要的话，托幼园所可以根据当地的具体情况和需要，制定出不同季节的生活制度。

（四）家长的需要

幼儿的年龄特点决定了幼儿入园及离园都必须由家长亲自接送，因此，托幼园所在制定生活制度时，还应该考虑幼儿家长的实际情况和需要，更好地为家长服务。例如，幼儿入园的时间，可以根据家长的需要适当地提前，而离园的时间也可以适当地推迟；托幼园所为幼儿提供的膳食，可以由一餐两点增加到三餐一点或三餐两点等。

三、生活制度的实施

幼儿生活制度建立以后，应该严格地加以实施，以保证幼儿在园内生活的规律性。但由于幼儿在园内的活动并不是一成不变的，有时会有一些特殊的活动介入，例如开幼儿运动会、组织幼儿外出进行远足活动、进行健康检查等。因此，幼儿一日生活的安排，既应该保证一定的稳定性和规律性，同时又应该具有相对的灵活性。

幼儿之间存在着较大的差异性，例如有的幼儿精力十分旺盛、睡眠的需要较少；而有的幼儿由于体质较弱等原因，往往需要比其他人更多的睡眠时间；再如有的幼儿吃饭的动作较慢，吃饭需要较长的时间等。对此，生活制度在具体实施的过程中，还应该兼顾到幼儿的个别差异，适当地加以区别对待，以适应不同幼儿的特点，满足幼儿的不同需要。

第二节　健康检查制度

托幼园所应建立和健全健康检查的制度。健康检查的对象应包括新入园的幼儿、在园的幼儿及托幼园所中的全体工作人员。

一、幼儿的健康检查

对幼儿进行定期的和不定期的健康检查，可以了解到每个幼儿的生长发育情况和健康状况，以便采取相应的措施，更好地促进幼儿健康的成长，同时，对疾病也可以做到早发现、早隔离和早治疗。

（一）入园前的健康检查

即将进入托幼园所生活的幼儿，在入园前必须进行全面的健康检查，以鉴定该幼儿是否能过集体生活，预防将某些传染病带入到托幼园所中；而且，入园前的健康检查还能为托幼园所更好地了解和掌握每名幼儿生长发育的特点及健康状况提供重要的资料。

幼儿入园前健康检查的主要内容如下。

（1）了解幼儿的疾病史、传染病史、过敏史、家族疾病史等。

（2）检查幼儿当前的生长发育与健康状况，如：身高、体重、胸围、头围、心肺功能、视力、听力、皮肤、牙齿的发育、脊柱的发育、血红蛋白、肝功能等。

（3）了解幼儿预防接种完成的情况等。

幼儿入园前的健康检查，通常是在当地的妇幼卫生保健院（所）进行，目前，许多城市都有统一规定的幼儿入园前健康检查的项目。幼儿入园前的健康检查，只在一个月内有效。

（二）入园后的定期健康检查

幼儿入园后应定期进行健康检查。一般来说，1岁以内的婴儿，每季度应体检一次；1岁至3岁的婴儿，每半年体检一次，每季度量体重一次；3岁以上的幼儿，每年体检一次，每半年测量身高、视力一次，每季度量体重一次。

托幼园所应为每名幼儿建立健康档案，以便全面了解和判断幼儿生长发育的情况。

幼儿每次健康检查以后，医务保健人员都应对幼儿个人及身体进行健康分析、评价及疾病统计，并据此提出在促进幼儿健康成长方面的相应措施。

（三）每日的健康观察

幼儿每日入园以后，医务保健人员和保教人员应该对其进行每日的健康检查和观察，发现疾病及早进行隔离和治疗，防止疾病的加重或在园内传播。幼儿每日的健康观察主要包括入园时的晨检和全日观察。

1.入园晨检

晨检是托幼园所卫生保健工作的一个重要环节。通过这一环节，不仅可以及早发现疾病，而且，对于一些不安全的因素，也可以及时加以处理。同时，也能了解到幼儿在家庭中的生活情况，有利于保教人员更好地做好当日的工作及密切家园的联系。

晨检工作应在幼儿每天清晨入园时进行，寄宿制幼儿园应在幼儿早晨起床以后进行。负责晨检工作的人员可以是医务保健人员，也可以是具有初步医学知识的保教人员。

幼儿晨检的主要内容概括起来是：一摸、二看、三问、四查。"一摸"是指摸摸幼儿的前额部位，粗知幼儿的体温是否正常，摸摸幼儿颈部淋巴结是否肿大；"二看"是指认真查看幼儿的咽喉部位是否发红，观察幼儿的皮肤、脸色及精神状况等有无异常；"三问"是指询问一下家长，幼儿在家里饮食、睡眠、排便等生活情况；"四查"是指检查幼儿有无携带不安全的物品到幼儿园，教师发现问题应及时处理。

晨检中如果发现幼儿有身体不适或疾病迹象，应劝说家长带幼儿去医院检查，或暂时将该幼儿隔离，请保健医生进一步检查，然后再确定是否入班。

2.全日观察

幼儿入园以后，保教人员在对幼儿进行日常保健和教育的过程中，应随时观察幼儿有无异常表现，重视疾病的早发现。全日观察的重点是：幼儿的精神状况、食欲状况、大小便状况、睡眠状况、体温等。

平时活泼爱动的幼儿，突然变得不爱说话、不爱活动、没精打采了；幼儿吃饭时没有食欲，甚至出现呕吐等现象；幼儿小便颜色加重、大便次数增多或拉稀了等等，都反映出幼儿身体的异常，应进一步对幼儿进行身体检查，以确定幼儿是否生病。

二、工作人员的健康检查

为了保证幼儿的健康，托幼园所的工作人员在进入托幼园所工作以前都必须进行严格的健康检查，健康检查合格者方能进入到托幼园所中从事工作。在托幼园所中工作的全体人员，每年还必须进行一次全面的健康检查。

托幼园所工作人员的健康检查，除了一般性健康检查以外，还包括胸部X光透视、肝功能、阴道霉菌和滴虫及淋病、梅毒等项目的检查。健康检查不合格者，应立即调离或暂时离开工作岗位；有些疾病待痊愈后，持有关的健康诊断证明方可恢复工作。

第三节　膳食管理制度

托幼园所应建立并严格执行膳食管理制度，保证提供给幼儿的膳食符合营养要求和卫生要求。

一、幼儿的膳食管理

幼儿的膳食应由专人负责管理。幼儿的伙食费应专用，做到计划开支，精打细算，合理使用。工作人员的伙食应与幼儿的伙食分开，不允许侵占幼儿的伙食。

幼儿的膳食管理主要包括以下几点。

（1）合理安排幼儿的就餐时间和就餐次数。

（2）根据当地不同季节食品的供应情况，制定出适合于幼儿年龄特点的食谱，并定期进行更换。

（3）准确掌握当日幼儿出勤的人数，做到每天按人按量供应主副食，不吃隔夜饭菜。

（4）遵守开饭时间，按时开饭，保证幼儿吃饱、吃好每餐饭。

（5）定期计算幼儿的进食量和营养量，对幼儿的饮食状况及营养状况进行分析，发现问题，及时采取相应措施等。

二、厨房及厨房工作人员的卫生要求

（一）厨房的卫生要求

（1）厨房应保持光线充足，空气流通，并设有纱窗、纱门及防蝇、防鼠等设备。

（2）保持厨房以及厨房用具的整洁与卫生，经常打扫、清洗与消毒，保证厨房内无蝇、无蚊、无蚂蚁、无蟑螂、无老鼠等。

（3）严格做到厨房生、熟食用具与餐具等分开，烹调操作应采用流水作业法，以防生食与熟食交叉感染。

（4）每次使用过的用具和餐具应及时清洗和消毒。

（5）厨房内严禁外人出入、严禁吸烟等。

（二）厨房工作人员的卫生要求

（1）厨房工作人员应保持个人的清洁卫生，做到勤洗头、勤洗澡、勤换衣、勤剪指甲，上班时不化妆、不涂指甲油、不戴首饰。

（2）炊事人员应坚持上岗前洗手、换上工作服、戴好帽子；如厕前脱下工作服，便后或接触过污物、生食后应用肥皂洗手；在进行烹调操作前洗手，以及在尝菜时使用专用的筷子或匙等卫生制度。

（3）厨房工作人员在制作面点及分饭、分菜前，必须洗净双手后再接触食物，在做饭菜或分饭菜时，不能对着食物咳嗽、打喷嚏或说话等。

（三）食品的卫生要求

（1）严格执行《食品卫生法》。

（2）购买新鲜、质量好的食品，做好食品的贮存和保鲜工作，不用和不食腐坏变质的食物。

（3）购买的熟食需加热处理后方能食用。

（4）对于烧熟的食物，冬季要做好保温工作，夏季要做好防烫和防变质工作。

（5）幼儿每天食用的食物在送往班级以前，应留样保存24小时（置于冰箱内），以备抽查。

第四节 消毒制度

托幼园所建立并严格执行消毒制度，是预防疾病发生以及切断传染病传播途径的一项重要措施。

托幼园所应做好预防性消毒和传染病疫源地消毒两方面的工作。对日常用水、食物、餐具、餐桌、盥洗用具、玩具、图书等的经常性消毒和定期消毒，称为预防性消毒。当发生传染病后，对疫源地进行消毒，称为"疫源地消毒"。

托幼园所常用的消毒方法有物理消毒法和化学消毒法。

一、物理消毒法

物理消毒法主要包括机械消毒、煮沸消毒、蒸气消毒、日晒消毒等方法。

机械消毒：利用洗涤、通风换气等方法，杀灭和消除环境中的致病微生物.主要用于玩具、室内空气等的消毒。

煮沸消毒：利用水的高温作用，将物品中的致病微生物杀灭。其方法是将需要消毒的物品全部浸入水中，煮沸15分钟以上。主要用于各种耐热和不怕水的餐具、金属器械、衣物等物品的消毒。

蒸气消毒：利用蒸气的高温作用，将物品中的致病微生物杀灭，主要用于毛巾、尿布、衣物、餐具等物品的消毒。

日晒消毒：利用日光中紫外线的作用杀灭附在物品表面上的致病微生物。其方法是将需要消毒的物品放在日光下持续曝晒3~6小时，主要用于衣服、被褥、图书、玩具等物品的消毒。

二、化学消毒法

化学消毒法是指利用化学药品进行消毒的一种方法。

托幼园所常用的清洁剂、消毒剂有：酒精、碘酒、高锰酸钾、洗涤剂、消毒灵、新洁尔灭、肥皂水、洗衣粉、去污粉、漂白粉、石灰、来苏水、氯亚明（氯胺T钠）、过氧乙酸等。

消毒剂最好是液体状态或者溶于水的，以便于与致病微生物迅速接触，起到消毒的作用。使用消毒剂时，应严格掌握消毒剂的有效浓度和浸泡时间。物品浸泡前通常要洗刷干净，然后再将物品全部浸泡在消毒液中进行消毒。

在实际操作中，有时还可以将物理消毒法与化学消毒法有机结合起来进行，以提高某些物品的消毒效果。

第五节　隔离制度

隔离制度是托幼园所控制传染病传播和蔓延的一项重要措施。即将传染病患者、病原携带者或可疑患者同健康的人分隔开来，阻断或尽量减少相互间的接触，并实施彻底的消毒和合理的卫生制度，以防止传染病在园内的传播和蔓延。

托幼园所的隔离室最好能有两间以上。隔离室的用品应专用。

托幼园所的隔离制度主要包括以下几方面基本措施。

一、对幼儿患者应及时进行隔离

当发现幼儿患传染病后，应立即将病儿进行隔离，并视传染病的种类及病情的轻重，确定留园隔离治疗或送回家中隔离治疗或送医院隔离治疗。对患有不同传染病的幼儿应分别隔离，以防交叉传染。

病儿所在的班级应进行必要的消毒。

与病儿有过接触的幼儿或成人，应进行检疫、观察或隔离。检疫期间，该班不收新生入班，不与其他的班级接触。检疫期满后，无症状者方可解除隔离。病儿待隔离期满痊愈后，经医生证明方能回园所和班级。

被隔离的幼儿，应使用自己的餐具、盥洗用具及专用的便盆等，医务保健人员应对其使用过的物品和排泄物及时或定时进行消毒。在此期间，应委派专人对病儿进行仔细的照顾、观察和护理。

二、对可疑患儿应进行临时隔离

当发现幼儿有患传染病的迹象时，应立即请保健医生诊断，不管确诊还是不确诊，都应进行个人临时隔离。临时隔离可以是在家中进行，也可以暂住在园内的隔离室，但应与已确该为传染病的幼儿分开。

三、对患病工作人员应立即进行隔离

园所中的工作人员如果患了传染病，应立即进行隔离，同时，也要做好与其相接触人的检疫及疫源地的消毒工作。

幼儿如果离开园所一个月以上或到外地，在返回托幼园所时，医务保健人员应向家长询问该幼儿有无传染病接触史，同时，对该幼儿进行必要的健康检查。未接触传染病的幼儿，要观察两周；有传染病接触史的幼儿，应进行个人临时隔离，待检疫期满以后方可回班。

四、工作人员家中发现传染病应及时向园所报告

园所中工作人员的家中或幼儿的家中如果发现有传染病患者，应及时报告园所领导，并在保健室备案，园所对此应酌情采取相应的防范措施或隔离措施。

第六节　预防接种制度

幼儿进入托幼园所以后，预防接种的任务应该由托幼园所承担起来，配合卫生防疫部门，共同完成儿童的计划免疫工作。因此，托幼园所应建立预防接种制度，严格按照规定的接种种类、剂量、次数、间隔时间等进行预防接种，并防止漏种、错种或重复接种。

托幼园所的预防接种工作主要包括以下四方面内容。

一、做好预防接种的登记工作

幼儿进入托幼园所以后，医务保健人员应根据幼儿预防接种卡上的记录进行全面的登记，确定该幼儿哪些接种已完成，哪些接种尚未进行，以保证预防接种的衔接性。

二、做好预防接种前的通知工作

幼儿在每次进行预防接种前，托幼园所应提前在园所大门前的黑板上出通知，预先通知家长幼儿预防接种的时间、接种疫苗的种类及注意事项等，以取得家长的共同配合。

三、做好预防接种过程中的登记、检查工作及接种后的观察工作

在进行预防接种的过程中，保教人员和医务保健人员应相互配合，共同做好接种幼儿的登记和检查工作，尤其应防止漏种、错种或是重复接种，保证接种任务的顺利完成。对于没有接种的幼儿及因患病暂时不能参加接种的幼儿，应登记在案。

幼儿接种以后，在生活和活动方面，医务保健人员应给予必要的建议和指导，保教人员应配合进行。同时，保教人员和医务保健人员应共同做好幼儿接种后的观察工作，发现幼儿出现异常情况，应及时采取相应措施。

四、做好预防接种的补种工作

对未参加预防接种的幼儿，医务保健人员应与幼儿的家长进行联系，并与家长协商，共同做好补种的工作。

课 后 演 练

一、选择题

1.托幼园所制定并实施合理的生活制度的作用是（　　）

A.有利于婴幼儿的生长发育和健康

B.有助于培养婴幼儿有规律的生活习惯

C.为保教人员顺利地做好保健和教育工作提供了重要的条件

2.健康检查的对象包括（　　　）

A.新入园的幼儿　　　　　　B.在园的幼儿　　　　　C.幼儿的父母

3.在托幼园所中工作的全体人员，每_____年还必须进行一次全面的健康检查。（　　）

A.半　　　　　　　　B.一　　　　　　C.两

4.工作人员的伙食是否应与幼儿的伙食分开？（　　　）

A.分开　　　　　B.不分开

5.物理消毒法包括（　　　）

A.机械消毒　　　　　B.煮沸消毒　　　　　C.酒精消毒

6.化学消毒法包括（　　　）

A.碘酒消毒　　　　　　B.漂白粉消毒　　　　　　C.日晒消毒

7.托幼园所的隔离室最好能有____间以上。（　　　）

A.1　　　　　B.2　　　　　C.3

8.病儿所在的班级应进行必要的（　　　）

A.消毒　　　　B.隔离　　　　C.放假

二、案例分析

李老师所在的幼儿园准备进一步完善食堂管理，校长安排他起草膳食的管理制度，李老师该把哪些作为重点呢？

三、简答题

1.托幼园所的卫生保健制度应包括哪些方面？

2.幼儿教师在落实托幼园所的卫生保健制度方面应配合做好哪些相应的工作？

本　章　小　结

制定生活制度时主要依据以下几个方面：①婴幼儿的年龄特点；②婴幼儿生理活动的特点；③地区特点以及季节变化；④家长的需要。

幼儿的健康检查包括：①入园前的健康检查；②入园后的定期健康检查；③每日的健康观察。

托幼园所的隔离制度主要包括以下几方面基本措施：①对幼儿患者应及时进行隔离；②对可疑患儿应进行临时隔离；③对患病工作人员应立即进行隔离；④工作人员家中发现传染病应及时向园所报告。

托幼园所的预防接种工作主要包括以下四方面内容：①做好预防接种的登记工作；②做好预防接种前的通知工作；③做好预防接种过程中的登记、检查工作及接种后的观察工作；④做好预防接种的补种工作。

附录一　0~6岁儿童发展指标

0~1个月

一般掌握部分

出生时生理指标正常均值如下。

体重：3.12~3.21千克；身高：49.6~50.2厘米；

头围：33.5~33.9厘米；胸围：32.2~32.3厘米。

身体发育：1个月的孩子，一逗会笑，可以注视某一物体，1~2个月的孩子集中了全身不协调的动作（握拳）。

早期教育：可在小床上悬挂彩色挂件，色彩鲜艳、简单、种类不宜多，还可以挂带响声的玩具来吸引孩子的注意力，从视觉、听觉、触觉等几个方面来刺激宝宝透视能力及听觉能力。采用唱歌、听音乐等方式训练宝宝听觉能力。

（1）体重：喂养得当，宝宝的体重就会增加，否则就会下降，生病时体重下降，恢复后又上升。因此，测体重观察宝宝的生长发育，既方便又灵敏。

（2）身长：是指从头顶到足底（不是足尖）的长度，3岁以内的宝宝以仰卧位测量。

（3）头围：观察和测量婴幼儿头围，就可了解并且掌握婴幼儿脑发育是否正常，大脑发育不正常会导致头围过大，可能是脑发育异常。头围的大小决定了小儿的脑发育，正常发育状态下的小儿出生时脑的重量平均为370克，约为成人脑的1/4。9个月时为出生前的2倍多，3岁时会超过出生时的3倍。

（4）胸围：代表胸廓与肺发育。婴儿出生时胸围比头围小几厘米，从半岁开始胸围逐渐接近头围。

宝宝出生时体重为3~3.5千克，不足2.5千克的婴儿称为"低体重儿"，需要在医院采用暖箱保持体温，待自身能保持体温时才可出院。体重超过4千克的婴儿称为"巨大儿"，如果母亲产后血糖升高，婴儿也需要住院观察。

由于呼吸与蒸发导致身体水分减少及大小便的排出、母乳分泌不足、婴儿吃奶还不太多等因素，所有新生儿的体重都会减少，称为生理性失重，俗称"掉水标"，一般体重会减少3%~9%。待母乳充足后大概到两周，婴儿会恢复到出生体重，到满月时体重增加0.6—1.2千克。观察宝宝的体重十分重要，可以知道宝宝是否发育正常，母乳是否充足。家庭中最好准备磅秤，为宝宝定期测量体重。测量时可将宝宝直接放在垫好衣被的磅秤上，减去衣被的重量；也可以由妈妈抱着测量，减去妈妈的重量，不过这种称法不太准确。

胎儿的红细胞携静脉氧，需要的量较多，出生后有了自主呼吸，红细胞的需要量减少，因此过多的红细胞会死亡，红细胞中的铁留在肝脏中，其中的胆红素由于肝脏的酶系统还未成熟，不能结合而排除，大量胆红素进入血液循环而引起黄疸。所以足月儿中70%从出生第二天起，皮肤、黏膜、眼的结膜、躯干、手足发黄，第4~5天最重，第7~10天开始消退，到第2~3周会痊愈。在此期间宝宝精神好，能吃奶、大小便正常、哭声洪亮。但是如果出生后24小时内出现黄疸，且程度重、手心脚心发黄、精神疲倦、不吃奶、尿布被染黄等，就应马上到医院检查治疗。溶血引起的黄疸需要换血，如果耽误，过高的胆红素会侵蚀脑的神经核，称为核黄疸，会造成永久性的伤害，影响智力甚至生命。所以黄疸期间，密切观察宝宝的全身情况十分重要。另一些母乳喂养的婴儿，黄疸轻，只持续几月，宝宝精神好，吃奶好，停喂母乳2~3天，黄疸消退，再吃母乳又出现黄疸，这种情况称为母乳性黄疸。这是由于母乳中的某种酶所致，此时不宜停止母乳喂养，但应把母乳吸出装瓶，放在56℃的热水中水浴15分钟再喂宝宝。待宝宝能适应母乳后再正常哺育。但是黄疸过重时要暂停母乳，改用配方奶喂养，并对宝宝进行蓝光照射治疗。

宝宝出生后的前两周失水较多，需要补充。新生儿的肾还未成熟，出生后肾皮层的肾单位继续发育，逐渐增加血管流量，使肾小球滤过率渐增。足月新生儿滤过30毫升／（体表面积·分钟），3个月时达60毫升／（体表面积·分钟），1周岁时达100毫升（体表面积·分钟），与成人相同。因此新生儿还不能排出过高的钠盐与过高的蛋白质的分解产物，有些妈妈急于让宝宝吃普通的鲜牛奶，殊不知牛奶中的含钠量是人奶的3倍，牛奶中的蛋白质含量也是人奶的3倍，如果不稀释，会影响肾功能，宝宝排不出来这些高渗透压的物质，会出现脱水和血氨增高，甚至抽风，导致肾功能衰竭而突然死亡。所以，如果需要人工喂养，应当选用经过处理的配方奶。4个月之前婴儿食用的菜水、菜泥等不宜加盐和含钠的味精。

新生儿有许多消化酶还未生成，所以有些食物不能消化，如淀粉类食物。有些妈妈泌乳不足，或者担心宝宝吃不饱，过早添加米汤、淀粉糊，致母乳中宝贵的阳离子如铁、锌、钙等被淀粉中的植酸结合成为不溶解的物质从大便中排出，造成宝宝贫血、缺锌、缺钙。此外淀粉未被消化，不能被吸收，在肠道发酵变酸，引起腹泻。

宝宝的各个感官都应得到刺激才能促使大脑的神经发育，如果缺乏刺激，只让宝宝吃饱就睡，宝宝的大脑神经细胞数目会减少，神经纤维联系减少，造成智力落后，情绪冷漠。所以对宝宝进行适宜的感官刺激，设定视觉、听觉、触觉的练习非常重要。此外，妈妈还要注意为宝宝提供手的抓握练习，允许宝宝吃手，这样可加强手口联系。竖抱宝宝或者让宝宝俯卧抬头是训练其颈部肌肉的好方法，只是妈妈要掌握好度。宝宝发笑与发音需要妈妈来激发，让宝宝早些露出笑脸和发出声音，使宝宝学会表达自己的心情，更乐意与人交往。

2个月

一般掌握部分

1个月底宝宝的生理指标正常均值如下。

体重：4.81~5.0千克；

身高：56.1~56.9厘米；

头围：37.4~38.1厘米；

胸围：36.9~37.6厘米；

前囟：2厘米，2厘米；后囟：0~1厘米

动作发育：将宝宝竖着抱起来，这时他头能伸直，几乎不用扶托，让宝宝看看墙上的彩图。宝宝开始对手感兴趣，宝宝眼看着自己的一双小手，感到十分新奇。

语言发育：宝宝除了哭之外又增加了一种办法来表示情绪，在睡醒时自己躺在床上"咿呀"自己取乐。父母可以同他呼应，而且用不同口型夸张的发出不同的元音。宝宝对爸妈的某种表情或接触某个部位引起条件反射性大笑。

感觉发育：宝宝的听觉最灵敏就是听到目前的声音，当宝宝正因饥饿哭时，只要听到母亲的脚步声，就会停止哭闹转头张望安静地等待喂。

这一阶段的宝宝吃奶间隔时间比上月延长，生活开始有规律，早晨定时大便，晚上睡眠时间加长，渐渐接近昼夜规律。经常能发出笑声，愿意同大人对话，并能"啊、啊、呀、呀"自语，发出元音。到了2个月末左右，由于视、听觉联系增多，视听觉联系有了共同的分辨能力，宝宝会对某张图表示偏爱，愉快地注视着喜爱的挂图，眼睛滴滴溜溜地转。对照料的亲人也会有所偏爱，长期细心照料宝宝的人，会受到倍加亲近。

3个月

一般掌握部分

2个月底宝宝的生理指标正常均值如下。

体重：5.74~6.16千克；

身高：59.2~60.4厘米；

头围：38.9~39.7厘米；

胞围：38.9~39.8厘米；

前囟：2厘米，2厘米。

动作发育：3个月的孩子，头能够随自己的意愿转来转去，转动180°，眼睛随着头的转动能左顾右盼，大人扶着孩子的腋下和臀部时，孩子能够坐着。让孩子趴在床上时，他的头已经可以稳稳当当地抬起，下颌和肩部可以离开桌面，前半身可以由两臂支撑起。当他独自躺在床上时，会把双手放在眼前观看和玩耍。扶着腋下把孩子立起来，他就会举起一侧腿迈一步，再举起另一条腿迈一步，这是一种原始反射。到6个月时，他的下肢才能支撑他的全身。

语言发育：3个月的孩子在语言上有了一定的发展，逗他时会非常高兴并发出欢乐的笑声，当看到妈妈时，脸上会露出甜蜜的微笑，嘴里还会不断发出"咿呀"的学语声。

感觉发育：3个月的宝宝视觉有了发展，开始对有颜色的玩具很快能产生反应，对其他颜色反应要慢一些，认识奶瓶了，在听觉上发展较快，它总有一定的判别方向的能力，听到声音后，头能顺着响声转动180°。

4个月

一般掌握部分

3个月底宝宝的生理指标正常均值如下。

体重：6.42~6.98千克；

身高：61.6~63.0厘米；

头围：40.1~41.0厘米；

胸围：40.2~41.4厘米；

前囟：2厘米；2厘米；

出牙：0~1颗。

4个月的宝宝做动作的姿势较前熟练了，而且能够是对称性。抱怀里时，孩子的头能稳稳地直立起来。俯卧位时，能把头抬起并和肩膀成90°。拿东西时拇指较前灵活多了，扶立时两腿能支撑着身体。牙齿萌出，有的孩子已长出了1~2颗门牙。

这个时期的宝宝在语言发育和感情交流上进步较快。高兴时，会大声笑，声音清脆悦耳，当有人与他讲话时，他会发出"咯咯咕咕"声音，好像跟你对话。此时宝宝的唾液腺正在发育经常有口水流出来，还出现把手指放在嘴里吸吮的毛病。

4个月的宝宝对周围的事物有较大的兴趣，喜欢和别人一起玩耍。能识别自己的母亲和面庞熟悉的人。当拨浪鼓接触宝宝的手，会主动地张开来抓住物体，并能握住拨浪鼓。

4个月能注视1厘米左右的积块。4个月末两眼能同视一物，同时双眼协调的较好。

在3个月月末时，宝宝体重约6千克，是出生时体重的2倍；身长比出生约增长10厘米，一般第一个月增长5厘米，第2、3个月各增长3厘米；头围比出生约增加6.5厘米，一般第一个月增加4厘米，第2、3个月共增加2.5厘米；胸围也比出生时增加6.5厘米。

宝宝出生时头围比胸围大1~2厘米，到3~6个月时，头围与胸围基本相等。国外孩子的平均值是6个月以后胸围大于头围，而我国1985年九省市城乡的统计结果，到18个月胸围才大于头围；1995年9市城区统计结果，15个月胸围大于头围。究其原因是我国婴儿添加辅食时，奶量迅速减少，造成摄入奶量不足，使婴儿体重增加缓慢，甚至有的连续2~3个月不增重，其胸围增长缓慢，使头围一直大于胸围。这种情况在我国农村更加严重。这个问题会在以后增加辅食时分别讨论。

藏猫猫是最适合本阶段妈妈与宝宝进行的快乐亲子游戏。其次，在宝宝颈部的肌肉能完全支持头部的重量时，即俯卧时宝宝能够抬起头，妈妈就可以与宝宝进行双手拉坐的运动操。如果发现拉坐时宝宝头后仰而不能与身体保持在一条直线上，就应当马上停止。拉坐，是宝宝学习自己坐稳的第一步。由于宝宝眼睛的焦点通过自主调节，才能看清楚细小东西，所以不妨准备一件红色的小物件给宝宝看，如果他能用手扒弄，说明他已能看得到，可进一步锻炼手眼精细的协调能力。在家中宝宝经常路过的地方，挂几个鲜艳的大玩具，妈妈每天都抱着宝宝从这几个大玩具走过，大人说一个玩具的名称时就拍它一下。宝宝会学着拍其中自己所喜欢的一个，有了听声音做动作的条件反射后，下个月就能认物了。

5个月

一般掌握部分

4个月底生理指标正常均值如下。

体重：7.01~7.06千克；

身高：63.8~65.1厘米；

头围：41.2~42.1厘米；

胸围：41.3~42.3厘米；

前囟：2厘米，2厘米；

出牙：0~1颗。

动作发育：5月的宝宝口水流得更多了，如果让他仰卧在床上，他可以自如地俯卧位。坐位时背挺得很直。当大人扶着宝宝站立时，在床上处于俯卧时，很想向前爬，但伸手腹部还不能抬高，所以爬行受到一定限制。5个月的宝宝会用一只手够自己想用的玩具，并能抓住玩具。但准确度不够，做一个动作需反复好几次。玩玩具时，如果玩具掉到地上，他会用目光追随掉落的玩具。5个月的宝宝还有一个特点，就是不厌其烦地重复某一动作，经常故意把手中的东西扔在地上，捡起来再扔。也会把掉的一件物体拉到身边，推开、再拉回。反复动作，这是宝宝在显示他的能力。

感觉发育：5个月的宝宝用表情来表达自己的想法。能区别家人的声音，能识别陌生人，对陌生人做出躲避的姿态。

这一阶段由于宝宝的唾液增加，唾液中含有了淀粉酶，故可以给宝宝添加蛋黄和淀粉类辅食。与上个月相比，这个月的宝宝的成长非常显著，有了认物本领，大多数宝宝能认识一件物品，而且醒来时，总是想翻身，经过一段时间，偶尔能一下子从仰卧翻到侧卧。手的活动也相当自由了，能主动够着面前的吊球。把宝宝抱到膝盖上时，宝宝会双脚并拢，越跳越欢，还能发出辅音。认物、够吊球、翻身、扶掖蹦跳等是本阶段宝宝最适合的游戏。妈妈要细心地为宝宝创造进行游戏的条件。

6个月

一般掌握部分

5个月底宝宝的生理指标正常均值如下。

体重：7.53~8.02千克；

身高：65.5~67.0厘米；

头围：42.1~43.0厘米；

胸围：42.1~43.0厘米；

前囟：2厘米，2厘米；

出牙：0~2颗。

动作发育：会翻身，如果扶着他，能够站得很直，并且喜欢在扶立时跳跃。把玩具等物品放在孩子面前，他会伸手去拿，并塞入自己口中。6个月孩子听力比以前更加有效了，能分辨不同声音，并学着发声。

感觉发育：6个月的孩子已经能够区别某人和陌生人，从镜子里看出自己会微笑。会用不同的方式表示自己的情绪，如用笑、哭来表示喜欢或不喜欢。

这一阶段，随着年龄的增长，宝宝之间天生的个体差异会更加明显，有的宝宝不需要扶也能坐一小会儿，另一些宝宝需要扶着才能坐稳，长得快些的宝宝甚至开始出牙了，当然妈妈不必为宝宝个体差异发展快慢而担心，只要宝宝精神好、又能吃，就没问题。宝宝的手与上个月相比显得更加灵活，妈妈递给他饼干，他会伸手抓，放进嘴里啃咬练习咀嚼以促进牙齿萌出。由于对周围世界的认识能力提高，宝宝能认识妈妈的脸，看到疼爱与细心护理自己的妈妈就会笑，看到不认识的人的面孔时，有时会哭，对妈妈表现出依恋，对周围表现的好奇，随之也会出现怕生现象。在宝宝觉醒时，让宝宝练习坐、俯卧、从俯卧、翻身到仰卧、匍匐行都是很适合的。

游戏：为了训练手的灵活，可以让宝宝两只手各拿一物对敲或将其中一只手的一物传给妈妈，这也是宝宝喜欢的游戏。适应环境需要一个过程的，对于好奇与怕生的宝宝，妈妈应该尽量带宝宝外出接触新环境。

7个月

一般掌握部分

6个月底宝宝的生理指标正常均值如下。

体重：8.0~8.62千克；身高：67.6~69.2厘米；

头围：43.0~44.1厘米；胸围：42.9~44.0厘米；

前囟：1厘米，2厘米；出牙：0~2颗。

牙齿：如果下面中间的两个门牙还没有长出，这个月就会长出来。如果已长出来，上面中间的两个门牙也会很快长出来。

动作发育：7个月的婴儿各种动作开始有意向性，会用一只手来拿东西。会把玩具拿起来，在手中来回转动，还会把玩具从一只手递到另一只手或用玩具在桌子上敲着玩。仰卧时会将自己的脚放到嘴里啃。7个月的孩子不用人扶能够独立坐几分钟。

语言发育：能发出各种单音节的音，会对他的玩具说话。

心理发育：如果对7个月的宝宝十分友善地说话，他会很高兴，如果你训斥他，他会哭，已经开始能理解别人的感情了。

这个阶段的宝宝，能够使用一些身体语言来表达了，最容易做的是拍手叫"好"，拱手表示"谢谢"，这两种是用双手来做的，妈妈经常做给宝宝看，宝宝很容易学会。

宝宝一过6个月，运动能力进一步增强，有的学会了连续翻滚，由于腿脚的劲开始增长，多数宝宝通过学习能够用腹部支撑体重开始匍行。宝宝的手变得更加灵活，妈妈教宝宝传手，宝宝很快就能学会。宝宝的观察能力也有增强，正在玩的玩具被人拿走，宝宝能很快发现。为了培养宝宝克制能力，让宝宝懂得"不许""不能"十分必要，如玩具不许放进嘴里；手不能放进盛有热食物的碗中等等。宝宝额叶的抑制能力的中枢会用进废退，如果不能及时得到使用，就会退化而养成任性的性格。

8个月

一般掌握部分

7个月底宝宝的生理指标正常均值如下。

体重：8.07~8.7千克；

身高：68.35~69.95厘米；

头围：43.3~44.15厘米；

胸围：43.4~44.4厘米；

前囟：1厘米，2厘米；

出牙：0~2颗。

牙齿：大部分孩子已经开始出牙，有些孩子已经出了2—4个上下门牙。

动作发育：8个月的宝宝不仅能独立，而且能从坐位躺下扶着床栏杆站立，并能由立位坐下，俯卧时用手和膝部扒着能挺起身来，会拍手，会用手挑选自己喜欢的玩具玩，常常咬玩具，会独立吃饼干。

语言发育：能模仿大人发出单音节词。有时宝宝已经发出双音节"妈妈"了。

心理发育：看见熟人会用笑来表示认识他们，看见亲人或看护他的人便要求抱，如果把喜欢的玩具拿走，他会哭闹。

对新鲜的事情会引起惊奇和兴奋。从镜子里看见自己会到镜子后面去寻找。

有些宝宝不会爬就直接会走了，这对于宝宝来说并不好，今后有可能造成宝宝协调能力差，学习时注意力难以集中等情况。爬行能够锻炼宝宝脑部相应的部位，使宝宝今后动作协调能力发展得更好。八个月大的宝宝头部、颈部及四肢的力量都有了很大的发展，这个时期，爬行是一项重要内容，是一项锻炼全身的自我运动。

大多数宝宝在这个月开始学爬，也有宝宝根本不爬。在会爬之前，由于没有掌握爬行技能，宝宝最初往往是向后退。妈妈可以用浴巾将宝宝腹部托起，使宝宝的手与膝支持体重，慢慢地学习爬行。爬行时需要维持身体平衡，就有一定的动作顺序，如先出左手，再出右膝；后出右手，再出左膝。这种按次序的练习技能可以培养宝宝有顺序操作的习惯，从而使宝宝以后容易学习各种操作技能。

爬行还能加强感觉统合练习，并为学习走路打下基础，所以爬行对宝宝成长非常重要。为了锻炼宝宝的食指灵活性，用一个转盘玩具电话，让宝宝用食指探入洞内，练习拨动转盘或让宝宝伸食指到瓶子里把珠子抠出来都是很好的游戏。多半宝宝到了这个阶段会坐稳了，但坐的时间不同。妈妈可以试着让宝宝坐便盆大小便，只有大小便间隔有规律，才能成功。对于坐便盆反感的宝宝，妈妈可在起床后把他放在便盆上，也许能顺利排便，要记住不能让宝宝长久坐便盆上，以免不舒服。这个阶段穿衣时妈妈可以教宝宝自己把手伸入袖中，妈妈反复强调动作，宝宝听懂了就能做到。

9个月

一般掌握部分

8个月底宝宝的生理指标正常均值如下。

体重：8.36~9.0千克；

身高：69.7~71.3厘米；

头围：43.8~45.0厘米；

胸围：43.7~44.9厘米；

前囟：1厘米，2厘米；

出牙：0~4颗。

牙齿：乳牙开始萌出，大部分在6—8个月时，最早可在4个月，晚的可在10个月。

动作发育：9个月小儿能够坐得很稳，能由卧位坐起而后平躺下，能够灵活地前、后爬，能扶着床栏杆站着并沿着床栏行走。会抱娃娃，模仿成人的动作，双手会灵活地敲积木，会把一块积木搭在另一块上或用瓶盖去盖瓶口。

语言发育：能模仿发出双音节如"爸爸""妈妈"等。

心理发育：9个月的孩子知道自己的名字，叫他名字时他会答应，能懂"平台"等复杂词汇。给他不喜欢的东西，他会摇摇头，玩得高兴时，他会"咯咯"地笑，表现非常欢快活泼。

这个阶段宝宝不用扶着也能坐较久，并会由坐改为爬，不妨在家中找出一处安全斜坡或在室外的滑梯上让宝宝练习爬上斜坡，大多数亲子园都会提供专门的设备供宝宝练习。这种练习可以加强登高时的平衡能力，为宝宝以后上下楼梯做准备。

宝宝渐渐地能发出"妈——""爸——""大——""拿——"等这样的辅音了，可以学习称呼亲人了，男孩比女孩略微迟一些，因为管理说话的语言运动中枢发育相对迟一些。如果宝宝能听懂，也不必计较宝宝称呼亲人的早和晚。坚持用夸张的口型同宝宝说话，他也会通过模仿渐渐学会，到14个月才会称呼亲人的宝宝也属正常范围。宝宝手的动作比上个月更加灵活，能食指和拇指并用着捏取葡萄干、小馒头等细小食品放到嘴里，宝宝很有成就感。宝宝具备了最初的理解力，当妈妈在护理宝宝时告诉他"一块饼干""一个手指"等等，宝宝开始能够理解。

10个月

一般掌握部分

9个月底宝宝的生理指标正常均值如下。

体重：8.58~9.22千克；身高：71.6~72.8厘米；头围：44.15~45.36厘米；胸围：44.05~45.25厘米；前囟：1厘米，2厘米；出牙：0~4颗。

动作发育：10个月的婴儿能稳坐较长时间，能自由地爬到想去的地方，能扶着东西站得很稳。拇指和食指能协调地拿起小的东西。会招手、摆手等动作。

语言发育：能模仿大人的声音说话，说一些简单的词。10个月的宝宝已经能够理解常用词语的意思。并会一些表示词义的动作，10个月的宝宝喜欢和成人交往，模仿成人的举动，不高兴时会表现出不满意的表情。现在宝宝已经知道了若干物品的名称了，接下来就可以认识物品的颜色了，宝宝认识的第一种颜色是红色。妈妈拿出几个红色的东西使宝宝理解，红色不是专门指某一个东西，红色可以指许多同颜色的东西，让宝宝接受一个共性的概念并不太容易，即使到1岁1个月才能理解，也属正常。

多数宝宝能爬行，扶着东西站立。发育快的宝宝，如果发现有趣的玩具，能扶着东西蹲下去捡，从站到坐，身体下肢的灵活性不断增加。手指头更加灵活，能独自一个人玩套圈等玩具。这个阶段妈妈要给宝宝挑选第一本故事书，故事的主人公可以是狗、猫、小鸟、大树、火车等，宝宝见过又喜爱的，故事内容简单、生动有趣，宝宝能够听懂，如果宝宝未见过或不理解，宝宝就不会爱听。妈妈讲故事时要鼓励宝宝参与、提问，让他动手指图回答。这时的宝宝能吃部分成人食物，家庭的餐桌上又多了个热闹的小家伙，宝宝也很喜欢手拿食物，尝尝大人的饭菜。注意应当保证一定的奶量，否则宝宝不会增加体重。

11个月

一般掌握部分

10个月底宝宝的生理指标正常均值如下。

体重：8.8~9.44千克；身高：2.3~73.8厘米；头围：44.5~45.7厘米；

胸围：44.4~45.6厘米；前囟：1厘米，1厘米；出牙：0~6颗。

动作发育：坐着时能自由地向左右转动身体，能独立站立，扶着一只手能走，推着小车能向前走。能用手捏起扣子花生米等小的东西，并会试探地往瓶子里装，能从杯子里拿出东西再放回去，双手摆齐玩具很灵活。会模仿成人擦鼻涕，用梳子往自己头上梳等动作，会不熟练地用杯子喝水。

语言发育：11个月的孩子喜欢"嘟嘟叽叽"说话，喜欢模仿动物的叫声，如小狗"汪汪"、小猫"喵喵"等，能把语言和表情结合在一起，他不想要的东西，他会一边摇头一边说"不"。

到这个月宝宝的运动能力比上个月强多了，能独自抓住一样东西站立起来，甚至不必扶着东西也能站稳，如果妈妈让他一手抓玩具、一手扶东西，通过这种练习，发育，宝宝就能什么也不扶着而独自站立一会儿。手的动作更加自如了，精细动作有了进一步发展，打开纸包是非常有效的训练手的游戏，如剥糖果、撕开饼干袋等等，既培养观察力又加强手的能力。有些宝宝喜欢玩听和拿取的游戏，大人让宝宝玩形块时，可以说："把圆的拿给我。"多数宝宝先找出圆的形块，因为圆形边缘光滑，容易拿出来，他顺便拿给大人，得到称赞，使他马上记住"圆形"，认识圆形是本月的学习重点。

许多宝宝除了会叫"妈妈"之外，也能称呼照顾他的其他亲人，如"爸爸""奶奶"了，尽管还不能说话，但却能理解大人的很多话了。这个月应当考虑断母乳的问题了，断去母乳，应当每日补充600—700毫升的配方奶，以免体重不增。

12个月

一般掌握部分

11个月底宝宝的生理指标正常均值如下。

体重：9.02~9.65千克：

身高：73.7~75.65厘米；

头围：44.85~45.9厘米；

胸围：44.75~45.9厘米。

前囟：1厘米，1厘米；

出牙：2~8颗

牙齿：已长出6~8颗牙。

动作发育：同岁的孩子已经能够直立行走了，自己能拿着食物吃得很好，但还用不好勺子。他要试着自己穿衣服，拿起袜子知道往脚上穿，孩子的独立意识在增强；将小物品投入容器中，会盖瓶盖。

语言发育：12个月的孩子不但会说爸爸妈妈、奶奶姨姨等，还会使用一些单音节动词，如拿、给、掉、打、拖等。发音还不太准确，能指认事物和图画。

这个阶段的宝宝听懂的话多了，但只会说单词句子，如"饭饭"（吃饭）"嘟嘟"（汽车）"灯灯"（电灯）"包包"（书包），也能学出多种动物叫声，如"汪汪"（狗）"喵喵"（猫）、"嘎嘎"（鸭子），能记住3~4个身体部位。对于动物的显著特点，妈妈给宝宝看动物图卡时，只要清楚地告诉他，如"兔子有长耳朵""大象有长鼻子""长颈鹿的脖子长"等，许多宝宝都能记住。如果妈妈给宝宝念儿歌或放音乐，他高兴时，能快乐地摇晃身体、配上动作，很有节奏感。平常妈妈带着宝宝学走路时经常数数"1、2、3、

4、5……"，慢慢地宝宝就会跟着说"1、2、3"，甚至有一些宝宝会说"1、2、3、4、5"。

宝宝手眼协调能力进一步加强，会打开或盖上杯盖，也能把小玻璃球一粒粒地放入瓶中，他能拿着笔在纸上开始涂鸦。腿部力量有了进一步加强，不需要扶着能够站稳10秒，或者能独立行走3~4步。

13个月

一般掌握部分

12个月底宝宝的生理指标正常均值如下。

体重：9.52~10.16千克；身高：75.9~77.3厘米；

头围：45.4~46.5厘米；胸围：45.2~46.3厘米；

前囟：0~1厘米，1厘米；出牙：2~8颗。

过了周岁生日，这个阶段宝宝睡眠时间减少，白天睡一次午觉，晚上一般9点左右睡，第二天早晨6点起床。如果是到了半夜一两点醒来玩耍的，都是白天锻炼不够。宝宝的饮食以肉、蛋、豆腐、蔬菜、粮食为主，奶类为辅（断去母乳要保持饮用配方奶，每日不少于400毫升）。

走路是宝宝喜爱的运动，虽然走得还不是很稳。为了训练宝宝走路，妈妈抽空可以扶着宝宝做上楼梯游戏，一边上一边数数，这样腿脚会越来越有劲，也顺便学会了数数。

游戏方面以背数和按数取物、硬币放入存钱罐、说儿歌的押韵词等最适宜。

14个月

一般掌握部分

13个月底宝宝的生理指标正常均值如下。

体重：9.47~10.21千克；

身高：75.85~77.4厘米；

头围：45.4~46.47厘米；

胸围：45.37~46.5厘米；

前囟：0~1厘米，1厘米；

出牙：4~12颗。

动作发育：14个月的宝宝手的精细动作有进步了，可以砌2~4块积木搭"高楼"。如果家里是复式楼房，宝宝可以在室内上楼梯。

感觉发育：可以认第一种颜色，常常先认识红色。宝宝认识红色是第一次学会一个共性概念，这个词可以放在学过的物名前面。当宝宝认识红色的东西后，要给以充分时间做练习，千万不要再急于教宝宝认识另外的颜色。经常鼓励宝宝把杂色玩具当中的红色东西挑出来，以便巩固成绩。

这个阶段宝宝喜欢重复做一件事，如用勺子自己吃饭，即便撒了或弄脏了，都不要紧，妈妈在教育宝宝方面要耐心，多鼓励。宝宝更喜欢听同一个故事，重复听，通过重复、熟记，学到经验。可以开始学习儿歌的押韵词为以后背诵儿歌做准备。宝宝必须学习咀嚼脆的和硬的食物，这样正好适应磨牙的萌出。游戏方面以交替脚上楼梯、双足下楼梯、认识黑色和方形、按年龄性别称呼人、图卡配对等最适宜。

15个月

一般掌握部分

14个月底时生理指标正常均值如下。

体重：9.6~10.21千克；身高：76.96~78.3厘米；

头围：45.6~46.62厘米；胸围：45.62~46.8厘米：

前囟：0~1厘米，1厘米；出牙：4~12颗。

动作发育：多数宝宝走路已经比较稳了，但容易被绊倒。会爬到沙发或椅子上，然后转过身来，自己坐好。喜欢能推拉会移动的玩具，喜欢玩球，有的宝宝会倒着走。多数宝宝能够搭起3块积木。会翻稍厚的小人书的书页，但不是一页一页地翻。

感觉发育：宝宝能认识物体的准确方向，会把简单形状的东西放入模型中；喜欢看图画，会指着图画并拍打它们；喜欢用蜡笔乱涂乱画。希望被理解，用手势表达自己的意思；明显表现出不同的气质类型，有的温和安静，有的活泼好动，自我意识进一步增强；喜欢到户外玩耍，做游戏，喜欢在小朋友多的地方玩，但一般还是各自玩耍，互不交往：喜欢做没做过的事，对物体进行深入"探究"。

语言发育：过了周岁3个月，大多数宝宝都仍维持在单词句的水平，但认识的事物较多，偶然可以发声回答一两个问题。宝宝也逐渐具备了支配自己的能力，腿脚更有劲了，这是学跑学跳的时机，妈妈应该多给宝宝创造学习机会。在想出门时把鞋递给你并说："出去！出去！"喜欢对着玩具电话模仿大人打电话。会称呼除爸爸妈妈之外的亲人。听名称能够指出身体上的五官及其他一些身体细节。

这个月龄宝宝要格外注意预防缺锌及铅中毒，由于饮食结构不合理和空气污染日趋严重，目前患有此类疾病的宝宝越来越多，建议妈妈们去医院给宝宝做一个微量元素的检查，如果正常就好；如果不正常也没关系，医生会有办法，使宝宝得到及时治疗。游戏方面以学跑学跳、分清多少、用棍子取物最适宜。

16个月

一般掌握部分

15个月底宝宝的生理指标正常均值如下。

体重：10.09~10.70千克；身高：78.9~80.3厘米；

头围：46.0~47.1厘米；胸围：46.1~47.2厘米；

前囟：0~1厘米，1厘米；

出牙：6~14颗，其中门牙8颗，前臼4颗，尖牙2颗。

动作发育：自立的第一步就是能独立行走，宝宝能走得很稳了，就有了独立意识，这时必须使他们能够表现自己的意志，所以培养宝宝自己穿衣、认路回家、渐渐用杯子代替奶瓶很有必要。宝宝会搭2、3块积木了。对爬楼梯很感兴趣，尽管他现在还不能独立上下楼梯。指认身体器官也是现在宝宝喜欢做的游戏之一，还特别喜欢认下巴颏、咯吱窝等在宝宝听来很有趣的身体部分名称。

感觉发育：宝宝在穿衣服时能够很好地配合。开始对挫折和失败有了体会。因为他常常不能顺利地完成自己想要达到的目标。个性比较明显，会有自己的情绪和小脾气。当外界刺激超过了宝宝的承受能力时，他就需要发泄出来。妈妈和宝宝一起看书、讲故事是最让宝宝快乐的事，即使这个故事已经讲了一百遍也没关系。常在上下楼梯时不能正确判断台阶的高度，或在跑来要你抱的时候被自己的脚步绊倒等等。

语言发育：妈妈和宝宝一起看书、讲故事是最让宝宝快乐的事，即使这个故事已经讲了一百遍也没关系。宝宝可以说出自己的小名，会用小名回答自己叫什么名字。

这个阶段的妈妈平常多与宝宝讲话，会发现宝宝开口讲话能力渐渐增加，这时宝宝所发出的仍是单音词，如自己千口小朋友的名字，身体部位的名字等。妈妈要经常同宝宝说话，使宝宝获得对话的机会。

17个月

一般掌握部分

16个月底宝宝的生理指标正常均值如下。

体重：10.28~10.88千克；身高：79.41~81.1厘米；

头围：46.17~47.27厘米；胸围：46.33~47.4厘米；

前囟：0~0.5厘米，0.5厘米；

出牙：6~14颗，其中门牙8颗，前白4颗，尖牙2颗。

牙齿：长出9~11颗乳牙。

动作发育：小步独自走得稳当了，行走自如。喜欢爬台阶，自己能够蹲下去。会用杯子喝水了，但自己还拿不稳，常常把杯子里的水洒的到处都是。吃饭时喜欢自己握勺取菜吃，但还是拿不稳，平衡能力还比较差。

语言发育：孩子词汇增多了，会说"谢谢""再见""我们"等词了。孩子对语言学习有一种特殊的热情，特别喜欢与成人说话或听别人说话，即使相同的话也喜欢听好几遍，不厌其烦。

心理发育：孩子的知识在增长，脾气也在增长，不如意时，会扔东西、发脾气，表示不服从，此时不要呵斥他。孩子的注意力很容易分散，用别的事情吸引他，会很快忘掉不愉快的事情。

宝宝语言有进步，能够背诵儿歌的押韵词及1~2句儿歌，为了更好地训练宝宝说话，妈妈可以与宝宝玩打电话游戏，平日利用一切机会同宝宝说话。宝宝由于能记住东西摆放的地方，喜欢替妈妈及家人拿东西。可以让宝宝帮助妈妈找垮包或钥匙等，宝宝会乐意去做，同时又训练了记忆力。也可以让宝宝学习收拾自己的玩具，再要拿出来玩的时候，就不用麻烦妈妈做了。手眼协调更强穿珠子、套碗、搭积木等越来越熟练。

18个月

一般掌握部分

17个月底宝宝的生理指标正常均值如下。

体重：10.47~11.06千克；

身高：80.04~81.9厘米；

头围：46.34~47.44厘米；

胸围：46.56~47.6厘米；

前囟：0~0.5厘米，0.5厘米；

出牙：8~16颗，其中门牙8颗，前白4颗，尖牙4颗。

动作发育：宝宝更加好动了，而且走路更稳，有时还想跑，尤其是在户外；在家里也经常是爬上爬下。喜欢学着大人的样子踢皮球，还喜欢所有可以按动的开关或按钮，不停地打开关上。

语言发育：这个阶段再用婴儿的语言对待宝宝，就不那么恰当了，所以妈妈要尽量避免用婴儿的语言与宝宝讲话，以促进宝宝语言能力的提高。闲暇时让宝宝认识家中的生活用品，并说出各自用途，并不麻烦，也是一种有效方法，同时又能培养宝宝的观察力。

感觉发育：在大小便之前已经能够知道叫人，仍然需要督促。记忆力和想象力也有所发展。一件玩具找不到了，宝宝会努力寻找，甚至会换一个地方再找。

这个阶段宝宝能背数到10个数左右了，通过数字图卡游戏可开始学习认1~2个数字。目前大多数家庭只有一个宝宝，全家人都自然而然地会以宝宝为中心，宝宝会端杯喝水，有良好的自理能力。宝宝可以用杯子喝奶了，完全不用奶瓶，因为奶瓶难以清洗消毒，夏天易于引起腹泻。不用奶瓶可以让孩子感到自己长大了再不用小婴儿用的东西。

19~20个月

一般掌握部分

18个月底宝宝的生理指标正常均值如下。

体重：10.65~11.25千克；

身高：81.6~82.7厘米；

头围：46.5~47.6厘米；

胸围：46.8~48.0厘米；

前囟：0~0.5厘米，0.5厘米；

出牙：10~16颗，其中门牙8颗，前臼4颗，尖牙4颗。

语言发育：现在，宝宝的词汇不断丰富，一般都能说20至30个词语；语言能力强的宝宝可能远超过100个词语。

感觉发育：现在宝宝各方面都更为成熟了，他已经知道做什么事会让爸爸妈妈生气，有了一定的是非观念。宝宝很喜欢纠正大人的错误。他也能发现自己的布娃娃掉了一只鞋子，发现墙上多了一块污渍，这说明宝宝的观察能力也提高了。有的宝宝对自己的外生殖器发生兴趣，总是自觉不自觉地用手去玩弄。

心理发育：特别喜欢自作主张，越来越多地抗拒大人的管束；有的宝宝特别缠人，总得有人陪着他才行；有的宝宝还表现出逞强好斗的个性，会发生打人、推人、咬人等各种不良行为；会发现一些看起来明显错误的事物，比如：当你故意把长颈鹿叫作斑马，把鼻子叫作嘴巴，宝宝就会因此而开心地大笑。

动作发育：20个月宝宝应该会跑了，尽管跑得还不太稳；有的宝宝会自己上楼梯，但下楼时还需要大人的帮扶；能比较自如地把球用小脚踢出去。大多数宝宝还不会双脚跳起，也不太会双手过肩抛球。

目前大多数家庭只有一个宝宝，全家人都自然而然地会以宝宝为中心，尽力照顾他的生活起居，使宝宝不懂得关心别人，不懂与人分享，非常自我。在这里要向妈妈们强调，教会宝宝关心他人，学会分享很重要，能使他更好地适应社会，享受生活、娱乐。

21~22个月

一般掌握部分

20个月底宝宝的生理指标正常均值如下。

体重：11.05~11.63千克；

身高：82.5~84.6厘米；

头围：46.76~47.94厘米；

胸围：47.2~48.47厘米；

前囟：多数已闭合，少数刚可摸到；

出牙：12~18颗，其中门牙8颗，前臼4颗，尖牙4颗，后臼2颗。

语言发育：处在语言突发期的宝宝，与妈妈进行语言交流仍是非常重要的一环。图书是很好的语言学习工具，妈妈学会利用适宜的图书引导宝宝开口说话，如有韵律的新童谣，情趣盎然又朗朗上口，经常背诵，逐渐使宝宝的单词句变为三字句或多字句。

动作发育：21个月的宝宝的跑动能力有所提高，但还不是很协调。把家里的冰箱门开开关关，把椅子推来推去，拿抹布跟着大人东擦西擦。宝宝开始更倾向于使用某一只手。

感觉发育：非常热衷模仿成人做事。喜欢自己洗手，试着自己穿衣服，看到大人刷牙也会要求试一试。

22个月的宝宝对自己要做的事有非常明确的想法，并坚持自己独立完成，不愿让大人帮助。往往也有自己害怕的东西，如大灰狼和妖怪等。

这个阶段部分宝宝前囟已闭合，开始萌出后臼，咀嚼能力有了明显进步。教宝宝说话，重要的不仅是让宝宝记住某些名词，而是让他们把自己想说的事情清楚地表达出来并理解别人的意图，妈妈必须给宝宝创造交流环境，让宝宝很好地感受。训练感官互相代替的能力，如用听代替看、用触觉猜物，培养感知联想，以促进智能发育，也是本期宝宝训练重点。

23~24个月

一般掌握部分

22个月底宝宝的生理指标正常均值如下。

体重：11.51~12.17千克；

身高：85.7~85.77厘米；

头围：47.07~48.2厘米；

胸围：47.67~48.87厘米；

出牙：16~20颗，其中后白0~4颗。

体格发育：2岁左右的小儿脸部前突要比以前减轻了，大小便已经完全能够自我控制了。

运动发育：2岁的幼儿走路已经很稳了，能够跑，还能自己单独上下楼梯，如有东西掉在地上了，会马上蹲下把它捡起来，喜欢大运动的活动和游戏，如跑、跳、爬、踢球等。只用一只手可以拿小杯子很熟练地喝水了。能把6—7块积木叠起来，会穿扣眼，并将绳拉出来，如穿珠子串起来，还会用蜡笔在纸上模仿着画直线和圆圈。

语言、适应性行为发育：将近2岁的孩子注意力的时间比以前长了，记忆力也加强了，能迅速说出自己熟悉的物品名称，会说自己的名字，会说简单的句子，说话时具有音调变化。他们会重复说一件事，喜欢一页一页连续翻书。看图片时，能正确地说出图片中所画物体的名称，能接背几句儿歌，唱一些简单的歌。会自己洗手并擦干，转动门把手，打开盒盖，会把积木排成火车，常用剪子剪东西等。

这个阶段宝宝进入词饥期，宝宝会问"这是什么""那是什么""里面有什么""有哪些不同""它有什么用"等等，问得很多，妈妈即使有点烦，也要耐心地告诉他。因为宝宝此时有极强的求知欲，而且记忆力也很强，应珍惜这个宝贵的时期，让宝宝大量学习词汇。词汇可以是中文也可是英文，从多种角度满足宝宝的词饥，使宝宝词汇量迅速增加，以利于语言能力的提高。

多数宝宝会唱一首完整的歌，虽然歌词中有个别的字还说不清楚，这也没关系，避免因为纠正，而影响宝宝唱歌的意愿。妈妈应选择一些经典的、优秀的儿童歌曲，同宝宝一起唱。

宝宝已能独立吃饭，不用大人喂。不过仍有许多妈妈不放心，怕宝宝未吃饱，坚持喂饭剥夺了宝宝独立的愿望，这样会使宝宝讨厌，久而久之会养成宝宝依赖的习惯。应给宝宝机会，让他自己吃饭，在宝宝需要时妈妈可以帮忙。

25~27个月

一般掌握部分

满两周岁宝宝的生理指标正常均值如下。

体重：12.04~12.57千克；

身高：88.1~89.1厘米；

头围：47.07~48.2厘米；

胸围：47.4~48.4厘米；

出牙：16~20颗，其中后白4颗出齐。

动作发育：宝宝能够用勺子自己吃饭了，手的动作灵活多了。双脚立定跳远的距离可以达到15厘米，还能单脚站立很长时间。走路已经不是问题了，能独自上下楼梯，有时还可以帮助你拎购物袋呢！能单腿做"金鸡独立"了，可以不扶东西单脚站立2秒以上。能从最后一级台阶上跳下来，也能双脚同时做立定跳远。到27月末，已经可以拿起细小的物体。会脱鞋、翻书页、用一只手端起杯子。

心理发育：能独立吃饭，控制大小便的能力也加强了，有大小便意的时候能及时叫人，有的宝宝现在还可以自己脱松紧裤，但还不能穿好裤子。能说出穿衣服、吃饭、喝水、睡觉的要求。情绪已经很稳定了，但常会由于愿望不能满足而大声哭闹。有时宝宝会表现出某种具有攻击性的行为，会打、咬、指挥身边的人，还会产生强烈的逆反心理。宝宝最先认知的颜色是红色，现在已经能分清2种以上的颜色，而且对大和小的概念也非常明确，知道大人和小孩子的区别，也知道小盒子可以放在大盒子里面。

语言发育：能完整地背一些儿歌，语言发育快的宝宝掌握的儿歌会更多。随着记忆和理解能力的增强，他能熟练地背诵简单的唐诗还能认识"大、小、山、水"等笔画少的字。可以跟随录音机哼唱3个音阶以内的歌曲。已经能辨认出

1、2、3，分清楚内和外，前和后、长和短等概念的区别。并对圆形、方形、三角形等几何图形有了认识，许多宝宝对几角形划分还不明确，常用"三角形、圆角形、方角形"等来表达。

这时候的宝宝可以自如地同小朋友交谈，非常希望与小朋友一起玩，所以首先教宝宝学会自我介绍，以便更好地结交朋友。同时妈妈要让宝宝懂得保护自己和家庭，不与陌生人说话，不告诉陌生人住址和电话号码。和小朋友一起玩时，妈妈要告诉宝宝基本的安全注意事项，避免发生危险，同时在游戏中应宽以待人，培养协作精神，适应社会。

28~30个月

一般掌握部分

27个月底宝宝的生理指标正常均值如下。

体重：12.49~13.07千克；

身高：90~91.2厘米；

头围：47.7~48.7厘米；

胸围：48.7~49.85厘米；

出牙：18~20颗，其中后臼2~4颗。

动作发育：宝宝能用脚尖比较自如地在一条线上走，拐弯的时候还能保持平衡不摔倒。可以不扶任何物体，单脚站立3~5秒。能单脚站立很长时间，并且可以平稳地上台阶，但他还是依赖性地拉着你的手走。可以解开衣服上的按扣，还会开合末端封闭的拉锁。

心理发育：宝宝对所有的事情都充满兴趣，什么事都想干一干，但又不可能认认真真地做完一件事，经常把家里搞得乱七八糟。29个月有些宝宝已经可以说出6种以上的交通工具，还可以指出它们的用途，如飞机是在天上飞、轮船是在海里行等等。"多"与"少"的概念在宝宝的小脑袋里已经非常明确，如果你在他面前摆放两堆5个以内的物品，宝宝已经能分清楚哪个多哪个少。特别喜欢与小朋友一起做游戏。

语言发育：常用的礼貌用语宝宝已经掌握了，并且他在帮你做事以后，会要求你说"谢谢"。一些简单的英语单词如香蕉、苹果、橘子等宝宝已经能正确地发音。背诵是宝宝喜爱的学习方式，现在宝宝能熟练地背诵1~2首唐诗，能准确复述3~4个字的话。

这个阶段的宝宝通过练习使用筷子，手的精细技巧能力得到加强，自理能力随之提高，可以利用这些能力让宝宝自己玩，如解扣子、剪纸等。对于喜欢画画的宝宝，可给他大些的纸和笔，他会高兴地一边嘀咕一边作画，当然只能画圆，还不能画四方形，但他仍会自得其乐。宝宝的方位知觉比较灵敏，开始喜欢用方位知觉做比较，正好充分利用"趣味对对碰"图卡，让宝宝形象地认识方位，由少到多，慢慢来。每日让宝宝带上玩具走出家门，和小朋友一起玩。不但培养宝宝的协作精神，更可在宽敞的户外，发泄他们越来越旺盛的精力。

31~33个月

一般掌握部分

30个月底宝宝的生理指标正常均值如下。

体重：12.97~13.56千克；

身高：92.0~93.3厘米；

头围：48.0~50.3厘米；

胸围：49.2~49.85厘米；

出牙：18~20颗，其中后臼2~4颗。

动作发育：会骑小三轮车，但是有的宝宝不太会拐弯。能独自转动门把手拉开门跑出来。当家里吃饺子和面时，宝宝会乐意帮助你捏弄面团。可以轮换倒两个杯子里的水，水很少被泼洒出来。手指灵活的宝宝还能用剪刀剪出有形状的图形。33个月的宝宝当你洗衣做饭时，宝宝有时会热衷于"帮忙"，虽然他常常越帮越忙，但妈妈还是要爱护宝宝的积极性，并适当地分配宝宝一些力所能及的工作。

心理发育：反抗妈妈的话、和小朋友之间吵架、缠着妈妈撒娇、自我意识强、对黑暗的恐惧心理加重等。这时宝宝已经能接受简单的道理了，当你给宝宝讲清楚道理时，他开始可能会似懂非懂，但时间久了，宝宝心中就会肯定父母的道理，并以此为行为准则。32个月宝宝对狭小的家庭空间已经很难满足学习的欲望，他迫不及待地想走出家门，去外面的世界探险。喜欢去公园、广场、在那里，他可以接触各种各样的事物，认识其他小朋友，尤其乐意从大孩子那里学习玩耍的方式。还不会与其他小朋友合作游戏，有时虽然在一起玩，但大家都是各玩各的。

语言发育：语言理解能力进一步加强，由于语言能力的加强使宝宝学会联想，看到鸟飞联想到飞机，看到鱼游联想到船，一些宝宝的语言能力已经达到要求，可以流利地说出家人的姓名，包括不常见的亲戚朋友，还能说出他们的职业，还能比较明确地表达自己的意图。平日里也让宝宝接听一些家中来电，慢慢地他能记住话，学会正确传话。宝宝手眼协调能力不断加强，通过看着手的操作，使专注时间渐渐延长。宝宝学会骑脚踏三轮车，能完成前后滚翻等难度大的运动。

这个阶段需要强调的是妈妈教会宝宝排便后学会用手纸，鼓励宝宝学穿脱裤子、如厕，加强自理能力的训练，为入幼儿园做好准备。由于发育的个体差异，有的宝宝才刚刚会说话，父母不必急于把宝宝与别的小朋友做比较，只要经常与他交流，不久宝宝就可以流利地与你对话了。有些宝宝的双手十分灵巧，已经会自己洗手绢、刷牙。宝宝非常喜欢简单的乐器，尤其爱听乐器发出叮叮咚咚的悦耳声音。喜欢参加社交活动，尤其愿意参与年龄相仿的幼儿之间的活动。可能已经意识到与小朋友的交往需要付出爱心，有了好吃或好玩的东西要学会与人共享。

34~36个月

一般掌握部分

33个月底宝宝的生理指标正常均值：

体重：13.49~14.04千克；

身高：93.95~95.05厘米；

头围：48.2~49.2厘米；

胸围：49.55~50.6厘米。

动作发育：各项运动能力都有发展，能非常利索地跑步，还能用单脚跳着走。宝宝不需要集中过多精力在走路、站立、跑步或跳跃上，而是更乐意学习怎样踮着一个脚尖走路，并努力保持静止状态，宝宝可以单脚站立保持平衡。部分宝宝现在开始学习用剪刀，可以用手剪开纸张了。宝宝还能把馒头或面包一分为二。36个月宝宝的运动能力非常强，由于运动量大，宝宝的肌肉非常结实有弹性。现在宝宝已经具备良好的平衡能力，并会拍球、抓球和滚球，但是仍难以接住球。能摆弄一些大纽扣、按扣和拉链。

　　语言发育：已经能背诵许多儿歌了，并能用复杂的句子表达自己的意图。宝宝的提问更全面了，他对新鲜事物的探索精神常让你疲于应付。宝宝从2岁多爱问"为什么"，现在发展到进一步提出"是什么""在哪儿""怎么样"等更深的问题，这说明宝宝的求知欲更加强烈。

　　心理发育：一些宝宝热衷于玩过家家的游戏，宝宝的注意力已经能集中一段时间，这时他已经能参与一些复杂的社会交往，做一些类似捉迷藏或老鹰捉小鸡等需要与人合作的游戏。常能触类旁通，比如说到熊猫，宝宝会联想到熊猫是国宝，它的食物是竹子，在动物园曾经看到过等等。

　　这个阶段的宝宝已经能将各种用途不同的物品分类，但还局限在按物品的用途来分，比如吃、穿、用、玩等。有些宝宝已经能自己洗脸洗脚。在吃饭时宝宝还会积极地为大家发筷子，还能端一些凉菜。宝宝还可以画四方形，并能封上口，但四个角都比较钝。节奏感强的音乐及诗歌听起来特别生动，宝宝的兴趣也非常大。35个月宝宝已经会自己穿衬衫，双手已经能合作系扣子，并可以分清左右。吃饭时宝宝已经会摆饭桌了，他能帮着擦桌子，并放上几个人用的碗筷。宝宝也能画一些简单的图形，可以完整地画出人的身体结构，虽然比例不协调，但是基本的位置宝宝已经找准了。

3岁~3岁4个月

一般掌握部分

3岁4个月宝宝的生理指标正常均值：

男孩体重：11.9~19.1千克；身高：89.8~105.7厘米。

女孩体重：11.6~19.0千克；身高：89.0~104.3厘米。

动作发育：宝宝能学会模仿操，动作能跟上节拍，并能基本到位。会自己喝水、吃饭，正确用勺，不掉或少掉饭粒，认识自己的标记。懂得了基本的游戏、学习的规则。

心理发育：知道危险的地方不能去，危险的物品不能摸。知道不能跟陌生人走，不接受陌生人的东西。愿意用多种器官去感知环境和现象。初步学习饲养小动物和养殖花卉。情绪稳定，爱老师和小朋友，喜欢和小伙伴在一起。能正确比较物体的大小、长短、高矮，并能分辨数的多少。

语言发育：能把自己的想法和需求大胆用语言表现出来。宝宝会说出自己的名字、年龄、性别。会说出父母的姓名，工作单位或者记住任何一方的电话号码。会说出认识的小朋友的姓名，或者会说出自己家的地址和门牌号，个别宝宝还能说出自己的生日。

这个阶段的宝宝从34个月起大多数最迟40个月会切分圆饼给2个小朋友，从40个月开始，多数宝宝48个月最迟54个月会切分给4个小朋友。两岁的宝宝就能拼4—6块图，或添上2部分，最迟54个月。拼8块的图始于30个月，多数52个月会，最迟64个月。玩过拼图游戏用具的宝宝3岁内就能拼20~30块大型拼图。重点培养宝宝能按顺序脱衣服摆放整齐，早晨按顺序穿上，多数宝宝夏天能自理，但到冬天困难大些，尽量利用拉锁或粘扣减少解结的麻烦。

3岁4个月~3岁8个月

一般掌握部分

3岁8个月宝宝的生理指标正常均值：

男孩体重：12.4~19.9千克；身高：92.1~108.7厘米。

女孩体重：12.1~19.8千克；身高：91.3~107.1厘米。

动作发育：这时宝宝能自然协调的行走、跑、跳，基本能掌握钻、爬、攀登的动作。知道饭前便后要洗手，会正确的漱口和擦嘴。初步学会自己洗手、刷牙，能正确地用毛巾擦手。

心理发育：知道在上下楼梯时不能拥挤。能掌握按照物体的某一特征来进行分类。能感知出天气、季节的明显特征。能认识自己的姓名，知道自己的性别。能正确区分正方形、长方形、圆形和三角形。

语言发育：能完整地说出句子，并能听懂指令。宝宝都会背儿歌和唐诗，喜欢集体背诵，感受到集体的快乐。有些宝宝在幼儿园开始学英语，也学习用英语背诵儿歌。

这个阶段家长要锻炼宝宝的观察能力，培养宝宝的听觉分辨能力，特别注意宝宝的眼睛的保养，注意宝宝是否有斜视，一旦出现双眼屈光不正等情况，应当及时矫治，因为在4岁之前效果会更好。斜视和双眼屈光不正差别过大时，有一眼的成像会被视网膜废弃不用，使不用的眼睛成为弱视。长期只用一眼视物就会失去立体感和距离感。在12岁之前如果不矫治，宝宝长大之后就会因弱视而不能胜任许多工作，从而限制宝宝择业。

3岁8个月~满4岁

一般掌握部分

满4岁宝宝的生理指标正常均值如下。

男孩体重：12.9~20.8千克；身高：94.4~111.5厘米。

女孩体重：12.6~20.7千克；身高：93.5~109.7厘米。

动作发育：宝宝会投掷，能抛接球，能玩大型的器械。能一页一页地翻书，自己看出故事的大概内容。能单足跳、临摹正方形、剪图片、跳远、走独木桥、欣赏绝技表演及粗略的手势表示，会扣衣服纽扣，并区分前后面。

心理发育：宝宝懂得不将异物放入自己的口、鼻、耳中。愿意用线条、色彩来表现自己的感受。愿意自己动手去探索，感知自然。能自己如厕，养成了大小便的好习惯。能自己穿脱衣服和鞋袜，能独立按时睡觉。在室外为别人做一些小事情；能发现相同点；概念开始形成；提出问题最多，最爱探索；开始按顺序思考问题，与人友好相处；能做粗略的比较；画人包括头、肢体，还可能有双眼；喜欢新的活动，不喜欢重复熟悉的活动；按图画及文字表演。

这个阶段的宝宝能正确区分上下、前后、里外。有了初步的时间概念，如：早晨、晚上等。宝宝对事实与虚构不能很好区分、会闲谈，在外面很能讲家里的事。有一个能基本上支持他的想法和行动的想象中的伙伴。还能与比他年龄大的小朋友一起玩。平时主要玩有想象力的游戏。在体力及语言方面表现出有侵犯性、自私、不耐烦、骄傲、霸道、武断。用双关语、说笑话、扮小丑来吸引别人注意。会讲长的故事。在个人生活习惯方面相对依赖自己。会对自己和别人做表面评价。

4岁~4岁半

一般掌握部分

4岁半宝宝生理指标正常均值如下。

男孩体重：13.7~22.1千克；身高：97.7~115.5厘米。

女孩体重：13.2~21.9千克；身高：96.7~113.5厘米。

动作发育：能按照节奏做操，动作精细；能比较好地控制自己的平衡。会使用运动器具，愿意尝试新的玩法。能独立进餐，会使筷子，能分发餐具；能自己正确的盥洗。

心理发育：遇到危险时，知道躲避和求救。能主动地提出问题，爱观察。懂得关爱别人，愿意帮助别人。懂得分享和谦让。对自己应做的事所需的督促比以前减少；想象较以前差，对真实细节的事情感兴趣；探索自然现象和社会真相；开始理解"昨天"的含义；能先思考然后把图画在纸上；提问比以前减少，但提出的问题较有意义。

语言发育：能说出2000个以上的词；能重复10个或10个以上音节的句子；至少能说出4种颜色；要求对一些事做出定义；能说出一个星期有几天；能判断两件物品中哪件重；会数1~10；做5之内的加法。

这个阶段的宝宝会说谎，对家庭成员的关系感兴趣，如说舅舅是老师的兄弟；喜欢与别人交往和上幼儿园的机会；不喜欢完不成任务，喜欢完成他开始做的事情；继续玩前一天的游戏；在游戏中扮演熟悉的真实人物；可靠、顺从、过于自信，在家中可帮助做事，甚至照顾他人；如果迷路而不能回家，能保持平静，说出姓名、地址；开始懂礼貌、大方、友好；与想象中的伙伴和其他小朋友一起玩；具有自信、相信别人。

4岁半~5岁

一般掌握部分

满5岁宝宝的生理指标正常均值如下。

男孩体重：14.4~23.5千克；身高：100.7~119.1厘米。

女孩体重：13.8~23.2千克；身高：99.5~117.2厘米。

动作发育：能协调地做出走、跑、跳、投、平衡、钻、爬、攀登的动作。能手眼协调地进行建构、拼插游戏。会整理自己的床和物品。

心理发育：知道不干净的东西不能吃，懂得爱护自己。能按照物体的特征进行分类和排序。有尝试做科学小实验的愿望。能清楚地表达出自己的想法，有逻辑性，喜欢朗诵和讲述。能对自己的情绪有初步控制力。

语言发育：能运用礼貌用语，友好与人相处。宝宝有推理和想象能力会补充句子。宝宝能讲故事带表情，能用不同的声音代表不同的人讲话，演节目时带表情，有感染力。有的孩子太内向或者害羞，常常不敢同客人讲话，可以加强锻炼。

这个阶段宝宝有的不会用剪刀，这是家庭过度保护的结果，用剪刀是一种技巧，要求5岁宝宝不但会剪，还要会贴，并且贴得平整。只要家长坚持让宝宝练习就一定能学会。

解、系鞋带是5岁宝宝必须学习的内容，因为上学后要穿系鞋带的运动鞋上体育课，一定要自己会解和系上。有些女孩在54个月时已能系结，多数要在68个月时才学会。宝宝不但能会系活结，还要会解系死了的结，否则一旦系死了就无法穿脱运动鞋。

5岁~5岁半

一般掌握部分

5岁半宝宝的生理指标正常均值如下。

男孩体重：15.2~25.0千克；身高：103.6~122.6厘米。

女孩体重：14.4~24.6千克；身高：102.2~120.9厘米。

动作发育：宝宝能整齐有力地做操，能听指令变换队形。能手眼协调地进行各种精细动作。爱思考、爱提问，愿意动手操作。身体平衡及控制有所改善，但仍有轻度的手脚不灵活，粗心及不安静状态；喜欢做大量体力活动的游戏；能熟练地用蜡笔、铅笔、剪刀。

语言发育：能区分早晨和下午；知道一年四季的名称；死亡的概念已经形成；喜欢参加具有幻想的游戏活动或其他非常动人的事情；理解左和右；能说出

2500个词；能写字母和数字；以1、5、10来计数。

心理发育：宝宝知道保持服装的整洁，能随气温增减衣物。能观察出事物的发展变化。能用恰当的方式来表达自己的情感。喜欢听别人读或讲故事；常见有紧张情绪，咬指甲；略加帮助就能洗澡；游戏时不能输；会聊天、指挥、打架；课堂注意力集中时间短。

这个阶段的宝宝认识了常见的安全标志。学会数的分解和组成，会加减运算。能进行续编、创编故事，并能完整地讲述。能有合作意识，愿意主动与人交往。5岁的宝宝能按时作息，能管理自己的东西。家长要锻炼宝宝的时间观念，先从一天开始。培养宝宝对立体事物有认识，让宝宝学习如何用三角形拼成长方形。平时在家中帮助大人穿针，锻炼宝宝的专注力。

5岁半~6岁

一般掌握部分

6岁宝宝的生理指标正常均值如下。

男孩体重：16.0~26.6千克；身高：106.4~125.8厘米。

女孩体重：15.0~26.2千克；身高：104.8~124.5厘米。

动作发育：宝宝能灵活、协调、快速地进行体育活动。能做简单的家务，爱清洁、讲卫生。还会用纸折玩具，5岁半以后会折狗和船等简单玩具，5岁半和6岁会用纸折衣服和裤子。

心理发育：能与同伴合作进行创造性活动。知道自己身体的各个部位名称及功能。会运用多种材料工具来进行表现。初步理解数量"守恒"的概念。

语言发育：宝宝善于解词，语言能力很好，尤其是听力理解良好。经常注意听故事或听大人讲话会发现许多词组，有的宝宝当时会问这些词的意思，经过积累就有一定的解词能力。宝宝在充分理解的基础上会用自己的话将词解释清楚。6岁宝宝已经懂得一些抽象的词汇，如领导、尊重等。

这个阶段的宝宝集中注意力的时间比5岁时间长，可以保持15分钟，能抑制自己不被外面声音打扰。可以进入系统的学校进行教育。有很多宝宝在六岁时长出"六龄牙"，即第一颗恒磨牙。在第二乳磨牙的后方左右上下共四颗，负担主要咀嚼功能。它萌出最早，被龋蚀机会最多。如果不注意被龋坏到要拔掉时就会影响咀嚼功能，而且使其他牙齿移位，咬合紊乱。6岁时父母最好在"六龄牙"萌出后到医院检查，及早防止龋蚀。

6岁~6岁半

一般掌握部分

6岁半宝宝的生理指标正常均值如下。

男孩体重：16.8~28.3千克；身高：109.0~128.9厘米。

女孩体重：15.7~28.0千克；身高：107.2~128.0厘米。

动作发育：宝宝能较好地完成各种动作，创造性地进行各种活动。自己能剪手指甲、脚指甲，手的精细动作比较好，用指甲刀也会恰到好处，不会损伤自己。

心理发育：知道通过卫生和运动来增强自己的体质。能比较出事物的细小差别。能主动地与人讨论，阐述自己的观点。能区分左右，认识表、货币。了解小学的作息常规，萌发入学的愿望。到5岁以上性格已经稳定就能同有共同爱好和共同性格的小朋友更加要好。好朋友的关系如果经常能见面的话就能延长到青少年，甚至终生都将成为好朋友。

语言发育：宝宝能根据大人讲的故事情节自己编故事，让宝宝自己去想象，渐渐有自己编故事能力。而且能有条理地描述事情经过。能够讲述曾遇到什么人，看到什么新奇的东西，可以很明白地讲给家长听。

这个阶段的宝宝有的已经上小学了，只有9月以后出生的宝宝仍留在幼儿园大班。但这时期宝宝已具备读写的能力，不少宝宝在幼儿园大班或学前班已学习汉语拼音和常用汉字，也在学习用算式做加减计算。宝宝集中注意力时间为20分钟，懂得守纪律、不迟到早退、上课不随便发言。提问前先举手，老师许可后才发言。守纪律是这一时期能做到的事，家长要和宝宝玩守规则的游戏，比如下棋。和宝宝一起看图表，理解其意义。看日历图，知道今天是星期几，是几月几日。记住一些重要的日期，教宝宝看街道图，能指出自己的家庭所在的位置，幼儿园所在的位置。如果家中有中国地图可以让宝宝认几个城市。

附录二　托儿所幼儿园卫生保健工作规范

为贯彻落实《托儿所幼儿园卫生保健管理办法》（以下简称《管理办法》），加强托儿所、幼儿园（以下简称托幼机构）卫生保健工作，切实提高托幼机构卫生保健工作质量，特制定《托儿所幼儿园卫生保健工作规范》（以下简称《规范》）。

托幼机构卫生保健工作的主要任务是贯彻预防为主、保教结合的工作方针，为集体儿童创造良好的生活环境，预防控制传染病，降低常见病的发病率，培养健康的生活习惯，保障儿童的身心健康。

第一部分　卫生保健工作职责

一、托幼机构

（一）按照《管理办法》要求，设立保健室或卫生室，其设置应当符合本《规范》保健室设置基本要求。根据接收儿童数量配备符合相关资质的卫生保健人员。

（二）新设立的托幼机构，应当按照本《规范》卫生评价的要求进行设计和建设，招生前应当取得县级以上卫生行政部门指定的医疗卫生机构出具的符合本《规范》的卫生评价报告。

（三）制订适合本园（所）的卫生保健工作制度和年度工作计划，定期检查各项卫生保健制度的落实情况。

（四）严格执行工作人员和儿童入园（所）及定期健康检查制度。坚持晨、午检及全日健康观察工作，卫生保健人员应当深入各班巡视。做好儿童转园（所）健康管理工作。定期开展儿童生长发育监测和五官保健，将儿童体检结果及时反馈给家长。

（五）加强园（所）的传染病预防控制工作。做好入园（所）儿童预防接种证的查验，配合有关部门按时完成各项预防接种工作。建立儿童传染病预防控制制度，做好晨午检，儿童缺勤要追查，因病缺勤要登记。明确传染病疫情报告人，发现传染病病人或疑似传染病人要早报告、早治疗，相关班级要重点消毒管理。做好园（所）内环境卫生、各项日常卫生和消毒工作。

（六）加强园（所）的伤害预防控制工作，建立因伤害缺勤登记报告制度，及时发现安全隐患，做好园（所）内伤害干预和评估工作。

（七）根据各年龄段儿童的生理、心理特点，在卫生保健人员参与下制订合理的一日生活制度和体格锻炼计划，开展适合儿童年龄特点的保育工作和体格锻炼。

（八）严格执行食品安全工作要求，配备食堂从业、管理人员和食品安全监管人员，制订各岗位工作职责，上岗前应当参加食品安全法律法规和儿童营养等专业知识培训。做好儿童的膳食管理工作，为儿童提供符合营养要求的平衡膳食。

（九）卫生保健人员应当按时参加妇幼保健机构召开的工作例会，并接受相关业务培训与指导；定期对托幼机构内工作人员进行卫生保健知识的培训；积极开展传染病、常见病防治的健康教育，负责消毒隔离工作的检查指导，做好疾病的预防与管理。

（十）根据工作要求，完成各项卫生保健工作记录的填写，做好各种统计分析，并将数据按要求及时上报辖区内妇幼保健机构。

二、妇幼保健机构

（一）配合卫生行政部门，制订辖区内托幼机构卫生保健工作规划、年度计划并组织实施，制订辖区内托幼机构卫生保健工作评估实施细则，建立完善的质量控制体系和评估制度。

（二）依据《管理办法》，由卫生行政部门指定的妇幼保健机构对新设立的托幼机构进行招生前的卫生评价工作，并出具卫生评价报告。

（三）受卫生行政部门委托，妇幼保健机构对取得办园（所）资格的托幼机构每3年进行1次卫生保健工作综合评估，并将结果上报卫生行政部门。

（四）地市级以上妇幼保健机构负责对当地托幼机构卫生保健人员进行岗前培训及考核，合格者颁发培训合格证。县级以上妇幼保健机构每年至少组织1次相关知识的业务培训或现场观摩活动。

（五）妇幼保健机构定期对辖区内的托幼机构卫生保健工作进行业务指导。内容包括一日生活安排、儿童膳食、体格锻炼、健康检查、卫生消毒、疾病预防、伤害预防、心理行为保健、健康教育、卫生保健资料管理等工作。

（六）协助辖区内食品药品监督管理、卫生监督和疾病预防控制等部门，开展食品安全、传染病预防与控制宣传教育等工作。

（七）对辖区内承担托幼机构儿童和工作人员健康检查服务的医疗卫生机构进行相关专业技术的指导和培训。

（八）负责定期组织召开辖区内托幼机构卫生保健工作例会，交流经验、学习卫生保健知识和技能。收集信息，掌握辖区内托幼机构卫生保健情况，为卫生行政部门决策提供相关依据。

三、相关机构

（一）疾病预防控制机构负责定期为托幼机构提供疾病预防控制的宣传、咨询服务和指导。

（二）卫生监督执法机构依法对托幼机构的饮用水卫生、传染病预防和控制等工作进行监督检查。

（三）食品药品监督管理机构中负责餐饮服务监督管理的部门依法加强对托幼机构食品安全的指导与监督检查。

（四）乡镇卫生院、村卫生室和社区卫生服务中心（站）应通过妇幼卫生网络、预防接种系统及日常医疗卫生服务等多种途径掌握辖区中的适龄儿童数，并加强与托幼机构的联系，取得配合，做好儿童的健康管理。

第二部分　卫生保健工作内容与要求

一、一日生活安排

（一）托幼机构应当根据各年龄段儿童的生理、心理特点，结合本地区的季节变化和本托幼机构的实际情况，制订合理的生活制度。

（二）合理安排儿童作息时间和睡眠、进餐、大小便、活动、游戏等各个生活环节的时间、顺序和次数，注意动静结合、集体活动与自由活动结合、室内活动与室外活动结合，不同形式的活动交替进行。

（三）保证儿童每日充足的户外活动时间。全日制儿童每日不少于2小时，寄宿制儿童不少于3小时，寒冷、炎热季节可酌情调整。

（四）根据儿童年龄特点和托幼机构服务形式合理安排每日进餐和睡眠时间。制订餐、点数，儿童正餐间隔时间3.5～4小时，进餐时间20～30分钟／餐，餐后安静活动或散步时间10～15分钟。3～6岁儿童午睡时间根据季节以2～2.5小时／日为宜，3岁以下儿童日间睡眠时间可适当延长。

（五）严格执行一日生活制度，卫生保健人员应当每日巡视，观察班级执行情况，发现问题及时予以纠正，以保证儿童在托幼机构内生活的规律性和稳定性。

二、儿童膳食

（一）膳食管理。

1.托幼机构食堂应当按照《中华人民共和国食品安全法》《中华人民共和国食品安全法实施条例》《餐饮服务许可管理办法》《餐饮服务食品安全监督管理办法》《学校食堂与学生集体用餐卫生管理规定》等有关法律法规和规章的要求，取得《餐饮服务许可证》，建立健全各项食品安全管理制度。

2.托幼机构应当为儿童提供符合国家《生活饮用水卫生标准》的生活饮用水。保证儿童按需饮水。每日上、下午各1～2次集中饮水，1～3岁儿童饮水量50～100毫升／次，3～6岁儿童饮水量100～150毫升／次，并根据季节变化酌情调整饮水量。

3.儿童膳食应当专人负责，建立有家长代表参加的膳食委员会并定期召开会议，进行民主管理。工作人员与儿童膳食要严格分开，儿童膳食费专款专用，账目每月公布，每学期膳食收支盈亏不超过2%。

4.儿童食品应当在具有《食品生产许可证》或《食品流通许可证》的单位采购。食品进货前必须采购查验及索票索证，托幼机构应建立食品采购和验收记录。

5.儿童食堂应当每日清扫、消毒，保持内外环境整洁。食品加工用具必须生熟标识明确、分开使用、定位存放。餐饮具、熟食盛器应在食堂或清洗消毒间集中清洗消毒，消毒后保洁存放。库存食品应当分类、注有标识、注明保质日期、定位储藏。

6.禁止加工变质、有毒、不洁、超过保质期的食物，不得制作和提供冷荤凉菜。留样食品应当按品种分别盛放于清洗消毒后的密闭专用容器内，在冷藏条件下存放48小时以上；每样品种不少于100克以满足检验需要，并做好记录。

7.进餐环境应当卫生、整洁、舒适。餐前做好充分准备，按时进餐，保证儿童情绪愉快，培养儿童良好的饮食行为和卫生习惯。

（二）膳食营养。

1.托幼机构应当根据儿童生理需求，以《中国居民膳食指南》为指导，参考"中国居民膳食营养素参考摄入量（DRIs）"和各类食物每日参考摄入量（见表），制订儿童膳食计划。

2.根据膳食计划制订带量食谱，1～2周更换1次。食物品种要多样化且合理搭配。

3.在主副食的选料、洗涤、切配、烹调的过程中，方法应当科学合理，减少营养素的损失，符合儿童清淡口味，达到营养膳食的要求。烹调食物注意色、香、味、形，提高儿童的进食兴趣。

4.托幼机构至少每季度进行1次膳食调查和营养评估。儿童热量和蛋白质平均摄入量全日制托幼机构应当达到"DRIs"的80%以上，寄宿制托幼机构应当达到"DRIs"的90%以上。维生素A、维生素B_1、维生素B_2、维生素C及矿物质如钙、铁、锌等应当达到"DRIs"的80%以上。三大营养素热量占总热量的百分比是蛋白质12%～15%，脂肪30%～35%，碳水化合物50%～60%。每日早餐、午餐、晚餐热量分配比例为30%、40%和30%。优质蛋白质占蛋白质总量的50%以上。

5.有条件的托幼机构可为贫血、营养不良、食物过敏等儿童提供特殊膳食。不提供正餐的托幼机构，每日至少提供1次点心。

表　儿童各类食物每日参考摄入量

食物种类	1～3岁	3～6岁
谷类	100～150克	180～260克
蔬菜类	150～200克	200～250克
水果类	150～200克	150～300克
鱼虾类	100克	40～50克
禽畜肉类		30～40克
蛋类		60克
液态奶	350～500毫升	300～400毫升
大豆及豆制品	—	25克
烹调油	20～25克	25～30克

注：《中国孕期、哺乳期妇女和0～6岁儿童膳食指南》（中国营养学会妇幼分会，2010年）

三、体格锻炼

（一）托幼机构应当根据儿童的年龄及生理特点，每日有组织地开展各种形式的体格锻炼，掌握适宜的运动强度，保证运动量，提高儿童身体素质。

（二）保证儿童室内外运动场地和运动器械的清洁、卫生、安全，做好场地布置和运动器械的准备。定期进行室内外安全隐患排查。

（三）利用日光、空气、水和器械，有计划地进行儿童体格锻炼。做好运动前的准备工作。运动中注意观察儿童面色、精神状态、呼吸、出汗量和儿童对锻炼的反应，若有不良反应要及时采取措施或停止锻炼；加强运动中的保护，避免运动伤害。运动后注意观察儿童的精神、食欲、睡眠等状况。

（四）全面了解儿童健康状况，患病儿童停止锻炼；病愈恢复期的儿童运动量要根据身体状况予以调整；体弱儿童的体格锻炼进程应当较健康儿童缓慢，时间缩短，并要对儿童运动反应进行仔细的观察。

四、健康检查

（一）儿童健康检查。

1.入园（所）健康检查

（1）儿童入托幼机构前应当经医疗卫生机构进行健康检查，合格后方可入园（所）。

（2）承担儿童入园（所）体检的医疗卫生机构及人员应当取得相应的资格，并接受相关专业技术培训。应当按照《管理办法》规定的项目开展健康检查，规范填写"儿童入园（所）健康检查表（见附件1）"，不得违反规定擅自改变健康检查项目。

（3）儿童入园（所）体检中发现疑似传染病者应当"暂缓入园（所）"，及时确诊治疗。

（4）儿童入园（所）时，托幼机构应当查验"儿童入园（所）健康检查表""0～6岁儿童保健手册""预防接种证"。

发现没有预防接种证或未依照国家免疫规划受种的儿童，应当在30日内向托幼机构所在地的接种单位或县级疾病预防控制机构报告，督促监护人带儿童到当地规定的接种单位补证或补种。托幼机构应当在儿童补证或补种后复验预防接种证。

2.定期健康检查

（1）承担儿童定期健康检查的医疗卫生机构及人员应当取得相应的资格。儿童定期健康检查项目包括：测量身长（身高）、体重，检查口腔、皮肤、心肺、肝脾、脊柱、四肢等，测查视力、听力，检测血红蛋白或血常规。

（2）1～3岁儿童每年健康检查2次，每次间隔6个月；3岁以上儿童每年健康检查1次。所有儿童每年进行1次血红蛋白或血常规检测。1～3岁儿童每年进行1次听力筛查；4岁以上儿童每年检查1次视力。体检后应当及时向家长反馈健康检查结果。

（3）儿童离开园（所）3个月以上需重新按照入园（所）检查项目进行健康检查。

（4）转园（所）儿童持原托幼机构提供的"儿童转园（所）健康证明""0～6岁儿童保健手册"可直接转园（所）。"儿童转园（所）健康证明"有效期3个月。

3.晨午检及全日健康观察

（1）做好每日晨间或午间入园（所）检查。检查内容包括询问儿童在家有无异常情况，观察精神状况、有无发热和皮肤异常，检查有无携带不安全物品等，发现问题及时处理。

（2）应当对儿童进行全日健康观察，内容包括饮食、睡眠、大小便、精神状况、情绪、行为等，并做好观察及处理记录。

（3）卫生保健人员每日深入班级巡视2次，发现患病、疑似传染病儿童应当尽快隔离并与家长联系，及时到医院诊治，并追访诊治结果。

（4）患病儿童应当离园（所）休息治疗。如果接受家长委托喂药时，应当做好药品交接和登记，并请家长签字确认。

（二）工作人员健康检查。

1.上岗前健康检查

（1）托幼机构工作人员上岗前必须按照《管理办法》的规定，经县级以上人民政府卫生行政部门指定的医疗卫生机构进行健康检查（见附件2），取得《托幼机构工作人员健康合格证》后方可上岗。

（2）精神病患者或者有精神病史者不得在托幼机构工作。

2.定期健康检查

（1）托幼机构在岗工作人员必须按照《管理办法》规定的项目每年进行1次健康检查（附件2）。

（2）在岗工作人员患有精神病者，应当立即调离托幼机构。

（3）凡患有下列症状或疾病者须离岗，治愈后须持县级以上人民政府卫生行政部门指定的医疗卫生机构出具的诊断证明，并取得"托幼机构工作人员健康合格证"后，方可回园（所）工作。①发热、腹泻等症状；②流感、活动性肺结核等呼吸道传染性疾病；③痢疾、伤寒、甲型病毒性肝炎、戊型病毒性肝炎等消化道传染性疾病；④淋病、梅毒、滴虫性阴道炎、化脓性或者渗出性皮肤病等。

（4）体检过程中发现异常者，由体检的医疗卫生机构通知托幼机构的患病工作人员到相关专科进行复查和确诊，并追访诊治结果。

五、卫生与消毒

（一）环境卫生。

1.托幼机构应当建立室内外环境卫生清扫和检查制度，每周全面检查1次并记录，为儿童提供整洁、安全、舒适的环境。

2.室内应当有防蚊、蝇、鼠、虫及防暑和防寒设备，并放置在儿童接触不到的地方。集中消毒应在儿童离园（所）后进行。

3.保持室内空气清新、阳光充足。采取湿式清扫方式清洁地面。厕所做到清洁通风、无异味，每日定时打扫，保持地面干燥。便器每次用后及时清洗干净。

4.卫生洁具各班专用专放并有标记。抹布用后及时清洗干净，晾晒、干燥后存放；拖布清洗后应当晾晒或控干后存放。

5.枕席、凉席每日用温水擦拭，被褥每月曝晒1～2次，床上用品每月清洗1～2次。

6.保持玩具、图书表面的清洁卫生，每周至少进行1次玩具清洗，每2周图书翻晒1次。

（二）个人卫生。

1.儿童日常生活用品专人专用，保持清洁。要求每人每日1巾1杯专用，每人1床位1被。

2.培养儿童良好卫生习惯。饭前便后应当用肥皂、流动水洗手，早晚洗脸、刷牙，饭后漱口，做到勤洗头洗澡换衣、勤剪指（趾）甲，保持服装整洁。

3.工作人员应当保持仪表整洁，注意个人卫生。饭前便后和护理儿童前应用肥皂、流动水洗手；上班时不戴戒指，不留长指甲；不在园（所）内吸烟。

（三）预防性消毒。

1.儿童活动室、卧室应当经常开窗通风，保持室内空气清新。每日至少开窗通风2次，每次至少10～15分钟。在不适宜开窗通风时，每日应当采取其他方法对室内空气消毒2次。

2.餐桌每餐使用前消毒。水杯每日清洗消毒，用水杯喝豆浆、牛奶等易附着于杯壁的饮品后，应当及时清洗消毒。反复使用的餐巾每次使用后消毒。擦手毛巾每日消毒1次。

3.门把手、水龙头、床围栏等儿童易触摸的物体表面每日消毒1次。坐便器每次使用后及时冲洗，接触皮肤部位及时消毒。

4.使用符合国家标准或规定的消毒器械和消毒剂。环境和物品的预防性消毒方法应当符合要求（见附件3）。

六、传染病预防与控制

（一）督促家长按免疫程序和要求完成儿童预防接种。配合疾病预防控制机构做好托幼机构儿童常规接种、群体性接种或应急接种工作。

（二）托幼机构应当建立传染病管理制度。托幼机构内发现传染病疫情或疑似病例后，应当立即向属地疾病预防控制机构（农村乡镇卫生院防保组）报告。

（三）班级老师每日登记本班儿童的出勤情况。对因病缺勤的儿童，应当了解儿童的患病情况和可能的原因，对疑似患传染病的，要及时报告给园（所）疫情报告人。园（所）疫情报告人接到报告后应当及时追查儿童的患病情况和可能的病因，以做到对传染病人的早发现。

（四）托幼机构内发现疑似传染病例时，应当及时设立临时隔离室，对患儿采取有效的隔离控制措施。临时隔离室内环境、物品应当便于实施随时性消毒与终末消毒，控制传染病在园（所）内暴发和续发。

（五）托幼机构应当配合当地疾病预防控制机构对被传染病病原体污染（或可疑污染）的物品和环境实施随时性消毒与终末消毒。

（六）发生传染病期间，托幼机构应当加强晨、午检和全日健康观察，并采取必要的预防措施，保护易感儿童。对发生传染病的班级按要求进行医学观察，医学观察期间该班与其他班相对隔离，不办理入托和转园（所）手续。

（七）卫生保健人员应当定期对儿童及其家长开展预防接种和传染病防治知识的健康教育，提高其防护能力和意识。传染病流行期间，加强对家长的宣传工作。

（八）患传染病的儿童隔离期满后，凭医疗卫生机构出具的痊愈证明方可返回园（所）。根据需要，来自疫区或有传染病接触史的儿童，检疫期过后方可入园（所）。

七、常见病预防与管理

（一）托幼机构应当通过健康教育普及卫生知识，培养儿童良好的卫生习惯；提供合理平衡膳食；加强体格锻炼，增强儿童体质，提高对疾病的抵抗能力。

（二）定期开展儿童眼、耳、口腔保健，发现视力低常、听力异常、龋齿等问题进行登记管理，督促家长及时带患病儿童到医疗卫生机构进行诊断及矫治。

（三）对贫血、营养不良、肥胖等营养性疾病儿童进行登记管理，对中重度贫血和营养不良儿童进行专案管理，督促家长及时带患病儿童进行治疗和复诊。

（四）对先心病、哮喘、癫痫等疾病儿童，以及对有药物过敏史或食物过敏史的儿童进行登记，加强日常健康观察和保育护理工作。

（五）重视儿童心理行为保健，开展儿童心理卫生知识的宣传教育，发现心理行为问题的儿童及时告知家长到医疗保健机构进行诊疗。

八、伤害预防

（一）托幼机构的各项活动应当以儿童安全为前提，建立定期全园（所）安全排查制度，落实预防儿童伤害的各项措施。

（二）托幼机构的房屋、场地、家具、玩教具、生活设施等应当符合国家相关安全标准和规定。、

（三）托幼机构应当建立重大自然灾害、食物中毒、踩踏、火灾、暴力等突发事件的应急预案，如果发生重大伤害时应当立即采取有效措施，并及时向上级有关部门报告。

（四）托幼机构应当加强对工作人员、儿童及监护人的安全教育和突发事件应急处理能力的培训，定期进行安全演练，普及安全知识，提高自我保护和自救的能力。

（五）保教人员应当定期接受预防儿童伤害相关知识和急救技能的培训，做好儿童安全工作，消除安全隐患，预防跌落、溺水、交通事故、烧（烫）伤、中毒、动物致伤等伤害的发生。

九、健康教育

（一）托幼机构应当根据不同季节、疾病流行等情况制订全年健康教育工作计划，并组织实施。

（二）健康教育的内容包括膳食营养、心理卫生、疾病预防、儿童安全及良好行为习惯的培养等。健康教育的形式包括举办健康教育课堂、发放健康教育资料、宣传专栏、咨询指导、家长开放日等。

（三）采取多种途径开展健康教育宣传。每季度对保教人员开展1次健康讲座，每学期至少举办1次家长讲座。每班有健康教育图书，并组织儿童开展健康教育活动。

（四）做好健康教育记录，定期评估相关知识知晓率、良好生活卫生习惯养成、儿童健康状况等健康教育效果。

十、信息收集

（一）托幼机构应当建立健康档案，包括：托幼机构工作人员健康合格证、儿童入园（所）健康检查表、儿童健康检查表或手册、儿童转园（所）健康证明。

（二）托幼机构应当对卫生保健工作进行记录，内容包括：出勤、晨午检及全日健康观察、膳食管理、卫生消毒、营养性疾病、常见病、传染病、伤害和健康教育等记录（见附件4）。

（三）工作记录和健康档案应当真实、完整、字迹清晰。工作记录应当及时归档，至少保存3年。

（四）定期对儿童出勤、健康检查、膳食营养、常见病和传染病等进行统计分析，掌握儿童健康及营养状况（见附件5）。

（五）有条件的托幼机构可应用计算机软件对儿童体格发育评价、膳食营养评估等卫生保健工作进行管理。

第三部分 新设立托幼机构招生前卫生评价

一、卫生评价流程

（一）新设立的托幼机构，应当按照本《规范》卫生评价的标准进行设计和建设，招生前须向县级以上地方人民政府卫生行政部门指定的医疗卫生机构提交"托幼机构卫生评价申请书"（见附件6）。

（二）由县级以上地方人民政府卫生行政部门指定的医疗卫生机构负责组织专业人员，根据"新设立托幼机构招生前卫生评价表"（见附件7）的要求，在20个工作日内对提交申请的托幼机构进行卫生评价。根据检查结果出具"托幼机构卫生评价报告"（见附件8）。

（三）凡卫生评价为"合格"的托幼机构，即可向教育部门申请注册；凡卫生评价为"不合格"的托幼机构，整改后方可重新申请评价。

二、卫生评价标准

（一）环境卫生。

1.园（所）内建筑物、户外场地、绿化用地及杂物堆放场地等总体布局合理，有明确功能分区。

2.室外活动场地地面应平整、防滑，无障碍，无尖锐突出物。

3.活动器材安全性符合国家相关规定。园（所）内严禁种植有毒、带刺的植物。

4.室内环境的甲醛、苯及苯系物等检测结果符合国家要求。

5.室内空气清新、光线明亮，安装防蚊蝇等有害昆虫的设施。

6.每班有独立的厕所、盥洗室。每班厕所内设有污水池，盥洗室内有洗涤池。

7.盥洗室内有流动水洗手装置，水龙头数量和间距设置合理。

（二）个人卫生。

1.保证儿童每人每日1巾1杯专用，并有相应消毒设施。寄宿制儿童每人有专用洗漱用品。

2.每班应当有专用的儿童水杯架、饮水设施及毛巾架，标识清楚，毛巾间距合理。

3.儿童有安全、卫生、独自使用的床位和被褥。

（三）食堂卫生。

1.食堂按照《餐饮服务许可审查规范》建设，必须获得《餐饮服务许可证》。

2.园（所）内应设置区域性餐饮具集中清洗消毒间，消毒后有保洁存放设施。应当配有食物留样专用冰箱，并有专人管理。

3.炊事人员与儿童配备比例：提供每日三餐一点的托幼机构应当达到1∶50，提供每日一餐二点或二餐一点的1∶80。

（四）保健室或卫生室设置。

1.根据《托儿所幼儿园卫生保健管理办法》要求，设立保健室或卫生室。卫生室需有《医疗机构执业许可证》。

2.保健室面积不少于12平方米，设有儿童观察床、桌椅、药品柜、资料柜、流动水或代用流动水等设施。

3.保健室应配备儿童杠杆式体重秤、身高计（供2岁以上儿童使用）、量床（供2岁及以下儿童使用）、国际标准视力表或标准对数视力表灯箱、体围测量软尺等设备，以及消毒压舌板、体温计、手电筒等晨检用品。

4.保健室应配备消毒剂、紫外线消毒灯或其他空气消毒装置。

（五）卫生保健人员配备。

1.托幼机构的法定代表人或者负责人是本机构卫生保健工作的第一责任人。

2.根据预招收儿童的数量配备符合国家规定的卫生保健人员。按照收托150名儿童至少设1名专职卫生保健人员的比例配备卫生保健人员，收托150名以下儿童的可配备兼职卫生保健人员。

3.卫生保健人员上岗前应当接受当地妇幼保健机构组织的卫生保健专业知识培训并考核合格。

（六）工作人员健康检查。

1.托幼机构工作人员上岗前应当经县级以上卫生行政部门指定的医疗卫生机构进行健康检查，并取得《托幼机构工作人员健康合格证》。

2.炊事人员上岗前须取得《食品从业人员健康证》。

（七）卫生保健制度。

托幼机构应根据实际情况建立健全卫生保健制度，并具有可操作性。卫生保健制度包括一日生活安排、膳食管理、体格锻炼、卫生与消毒、入园（所）及定期健康检查、传染病预防与控制、常见疾病预防与管理、伤害预防、健康教育、卫生保健信息收集的制度。

第四部分 附 件

附件1

儿童入园（所）健康检查表

姓名		性别		年龄		出生日期		年 月 日		
既往病史		1.先天性心脏病 2.癫痫 3.高热惊厥 4.哮喘 5.其他								
过敏史					儿童家长确认签名					
体格检查	体重		kg	评价		身长（高）		cm	评价		皮肤
	眼	左		视力	左	耳	左	口腔		牙齿数
		右			右		右			龋齿数
	头颅			胸廓		脊柱四肢			咽部	
	心肺			肝脾		外生殖器			其他	
辅助检查	血红蛋白（Hb）				丙氨酸氨基转移酶（ALT）					
	其他									
检查结果				医生意见						

医生签名：　　　　　　　　检查单位：

体检日期：　年　月　日　　　　（检查单位盖章）

填表说明

1. 基本情况

既往病史：在对应的疾病上划"√"，"其他"栏中填写未注明的疾病；

过敏史：注明过敏的药物或食物等；

家长签字：儿童既往病史和过敏史须经家长确认后签字。

2. 体格检查

体重、身长（高）：填写检查实测数值，评价按离差法（上、中、下）或百分位数法（<P3，P3～P97，>P97）填写；

皮肤：未见异常填写（－），异常填写阳性体征；

眼：按左右眼填写，未见异常填写（－），眼外观异常，填写阳性体征；

视力：4岁以上儿童应测查视力，填写实测数值，未进行视力检查应注明"未测"，测查不合作者填写"不合作"；

耳：按左右耳填写，未见异常填写（－），外耳异常填写阳性体征；

口腔：填写牙齿萌出数，按牙位填写龋齿位置；

咽部：咽部检查未见异常填写（－），异常填写阳性体征；

头颅、胸廓、脊柱四肢：相关项目中未见异常填写（－），异常填写阳性体征；

心肺：听诊未见异常填写（－），异常注明阳性体征；

肝脾：填写肝脾触诊情况，未触及填写（－），触及肋下肝脾，按厘米填写；

外生殖器：检查男童，未见异常填写（－），异常者填写阳性体征；

其他：填写表格上未列入的其他阳性体征。

3. 辅助检查

血红蛋白（Hb）、丙氨酸氨基转移酶（ALT）：填写实际检测数值，并将化验报告贴附于儿童入园（所）健康检查表背面。

其他：根据需要，填写相关辅助检查结果，并将化验报告贴附于儿童入园（所）健康检查表背面。

4. 检查结果

注明检查中发现的疾病或阳性体征，如未见异常填写（－）。

5. 医生意见

根据检查结果，注明"体检合格""暂缓入园（所）"。

6.医生签名

由主检医生签字，并填写日期。

7.检查单位

加盖检查单位体检专用章。

附件2

托幼机构工作人员健康检查表

姓名		性别		年龄		婚否		编号		照片
单位				岗位				民族		
既往史	1.肝炎（甲肝、戊肝等消化道传染病）2.结核　3.皮肤病 4.性传播性疾病　5.精神病　6.其他 受检者确认签字：＿＿＿									
体格检查	身份证号									
	血压				心肺			肝脾		
	皮肤				五官			其他		
化验检查	丙氨酸氨基转移酶（ALT）				滴虫					
	淋球菌				梅毒螺旋体					
	外阴阴道假丝酵母菌（念珠菌）				其他					
胸片检查										
其他检查										
检查结果					医生意见					
医生签名： 体检日期：　年　月　日						检查单位： （检查单位盖章）				
备注：1.滴虫、外阴阴道假丝酵母菌指妇科检查项目； 2.胸片检查只限于上岗前及上岗后出现呼吸系统疑似症状者； 3.凡体检合格者，由健康检查单位签发健康合格证。										

填表说明

托幼机构工作人员健康检查表为工作人员上岗前和定期健康检查使用。

1.基本情况

编号：根据工作需要排序编号；

单位：填写所在任职单位的全称；

岗位：按所在实际岗位填写，如园（所）长、教师、保育员、炊事人员、保健人员等；

身份证号：如实填写受检者身份证号；

照片：受检者本人近期照片贴于右上角。

2.既往史：在对应的疾病上划"√"；"其他"栏中填写未注明的疾病；既往病史经受检者确认后签字。

3.体格检查

血压：填写检查实测数值，单位为mmHg；

皮肤：未见异常填写（－），异常填写阳性体征；

五官：未见异常填写（－），异常填写阳性体征；

心肺：听诊未见异常填写（－），异常填写阳性体征；

肝脾：填写肝脾触诊情况，未触及填写（－），触及肋下肝脾，按厘米填写；

其他：填写表格上未列入的其他阳性体征。

4.辅助检查

丙氨酸氨基转移酶（ALT）、梅毒螺旋体：填写实际血清检测数值；

滴虫、淋球菌、外阴阴道假丝酵母菌：按照阴道分泌物实际检测结果填写"（－）"或"（＋）"；

胸片检查：上岗前必须检查，上岗后出现呼吸系统疑似症状时检查，未见异常填写"（－）"，异常填写阳性体征；

其他：根据需要填写相关辅助检查结果；

将所有辅助检查报告及复查报告单贴附于托幼机构工作人员健康检查表背面。

5.检查结果

注明检查中发现的疾病或阳性体征，如未见异常填写（－）。

6.医生意见

根据检查结果，符合上岗条件者，填写"体检合格"及日期；发现不符合上岗条件者填写"体检不合格"，并及时离岗诊断治疗。

7.医生签名

由主检医生签字，并填写日期。

8.检查单位

加盖检查单位体检专用章。

附件3

托幼机构环境和物品预防性消毒方法

消毒对象	物理消毒方法	化学消毒方法	备注
空气	开窗通风每日至少2次；每次10~15分钟。		在外界温度适宜、空气质量较好、保障安全性的条件下，应采取持续开窗通风的方式。
	采用紫外线杀菌灯进行照射消毒每日1次，每次持续照射时间60分钟。		1.不具备开窗通风空气消毒条件时使用。 2.应使用移动式紫外线杀菌灯。按照每立方米1.5瓦计算紫外线杀菌灯管需要量。 3.禁止紫外线杀菌灯照射人体体表。 4.采用反向式紫外线杀菌灯在室内有人环境持续照射消毒时，应使用无臭氧式紫外线杀菌灯。
餐具、炊具、水杯	煮沸消毒15分钟或蒸汽消毒10分钟。		1.对食具必须先去残渣、清洗后再进行消毒。 2.煮沸消毒时，被煮物品应全部浸没在水中；蒸汽消毒时，被蒸物品应疏松放置，水沸后开始计算时间。
	餐具消毒柜、消毒碗柜消毒。 按产品说明使用。		1.使用符合国家标准规定的产品。 2.保洁柜无消毒作用。不得用保洁柜代替消毒柜进行消毒。

消毒对象	物理消毒方法	化学消毒方法	备注
毛巾类织物	用洗涤剂清洗干净后，置阳光直接照射下曝晒干燥。		曝晒时不得相互叠夹。曝晒时间不低于6小时。
	煮沸消毒15分钟或蒸汽消毒10分钟。		煮沸消毒时，被煮物品应全部浸没在水中；蒸汽消毒时，被蒸物品应疏松放置。
		使用次氯酸钠类消毒剂消毒。使用浓度为有效氯250～400 mg/L、浸泡消毒20分钟。	消毒时将织物全部浸没在消毒液中，消毒后用生活饮用水将残留消毒剂冲净。
抹布	煮沸消毒15分钟或蒸汽消毒10分钟。		煮沸消毒时，抹布应全部浸没在水中；蒸汽消毒时，抹布应疏松放置。
		使用次氯酸钠类消毒剂消毒。使用浓度为有效氯400mg/L、浸泡消毒20分钟。	消毒时将抹布全部浸没在消毒液中，消毒后可直接控干或晾干存放；或用生活饮用水将残留消毒剂冲净后控干或晾干存放。
餐桌、床围栏、门把手、水龙头等物体表面		使用次氯酸钠类消毒剂消毒。使用浓度为有效氯100～250 mg/L、消毒10～30分钟。	1.可采用表面擦拭、冲洗消毒方式。2.餐桌消毒后要用生活饮用水将残留消毒剂擦净。3.家具等物体表面消毒后可用生活饮用水将残留消毒剂去除。
玩具、图书	每两周至少通风晾晒一次。		适用于不能湿式擦拭、清洗的物品。曝晒时不得相互叠夹。曝晒时间不低于6小时。
		使用次氯酸钠类消毒剂消毒。使用浓度为有效氯100～250 mg/L、表面擦拭、浸泡消毒10～30分钟。	根据污染情况，每周至少消毒1次。

消毒对象	物理消毒方法	化学消毒方法	备注
便盆、坐便器与皮肤接触部位、盛装吐泻物的容器		使用次氯酸钠类消毒剂消毒。使用浓度为有效氯400~700 mg/L、浸泡或擦拭消毒30分钟。	1.必须先清洗后消毒。 2.浸泡消毒时将便盆全部浸没在消毒液中。 3.消毒后用生活饮用水将残留消毒剂冲净后控干或晾干存放。
体温计		使用75%~80%乙醇溶液、浸泡消毒3~5分钟。	使用符合《中华人民共和国药典》规定的乙醇溶液。

备注：1.表中有效氯剂量是指使用符合卫计委《次氯酸钠类消毒剂卫生质量技术规范》规定的次氯酸钠类消毒剂；

2.传染病消毒根据国家法规《中华人民共和国传染病防治法》规定，配合当地疾病预防控制机构实施。

附件4

卫生保健工作记录（登记）表

表1 晨午检及全日健康观察记录表

日期	姓名	班级	晨检情况	全日健康观察	处理	检查者
			家长主诉与检查	（症状与体检）		

备注：记录晨、午检和全日健康观察中发现的儿童异常情况。

表2 在园（所）儿童带药服药记录表

日期	班级	姓名	药物名称	服用剂量和时间	家长签字	喂药时间及签字

表3 儿童出勤登记表

班级：　　　　　　　　　　　　　年　　月

姓名	日期							备注
	1	2	3	4	5	……	31	

备注：1.“√”代表出勤，“〇”代表缺勤；

2.缺勤儿童查明原因后在“〇”内补全相应的符号。“×”代表病假，“—”代表事假；

3.因病缺勤，需在备注栏注明疾病名称。

表4 儿童传染病登记表

姓名	性别	年龄	发病日期	传染病名称										诊断单位	诊断日期	处置
				手足口病	水痘	流行性腮腺炎	猩红热	急性出血性结膜炎	痢疾	麻疹	风疹	传染性肝炎	其他			
合计																

备注：患某种传染病在该栏内划"√"。

表5 儿童营养性疾病及常见疾病登记表

班级	姓名	疾病名称	确诊日期	干预与治疗	转归

备注：登记范围包括营养不良、贫血、单纯性肥胖、先心病、哮喘、癫痫、听力障碍、视力低常、龋齿等。

表6 班级卫生消毒检查记录表

日期	班级	消毒物体										备注
		开窗通风	餐桌	床围栏	门把手	水龙头	图书晾晒	玩具	被褥晾晒	厕所	其他	

备注：以"√"的方式完成此表。

表7　健康教育记录表

日期	地点	对象	形式	内容

备注：1.对象是指儿童、家长、保教人员等；

2.形式是指宣传专栏、咨询指导、讲座、培训、发放健康教育资料等；

3.内容是指园（所）内各项健康教育活动的主要内容。

表8　膳食委员会会议记录表

时间：
出席会议人员：
主持人：
会议议题：
会议记录：

备注：1.由负责召开膳食委员会会议的人员记录；

2.会议议题为简单注明主要讨论及需解决的问题；

3.会议记录为记录围绕会议议题讨论的主要内容。

表9 儿童伤害登记表

年　　月　　日

姓名：　　　性别：　　　年龄：　　　班级：
伤害发生日期：　年　月　日　伤害发生时间：_____：_____（用24小时记时法）
当班责任人：　　　　　填表人：
伤害类型： 1=交通事故　2=跌伤（跌、摔、滑、绊）　3=被下落物击中（高处落下物） 4=锐器伤（刺、割、扎、划）　　5=钝器伤（碰、砸） 6=烧烫伤（火焰、高温固/液体、化学物质、锅炉、烟火、爆竹炸伤） 7=溺水（经医护人员救治存活）　8=动物伤害（狗、猫、蛇等咬伤、蜜蜂、黄蜂等刺蜇） 9=窒息（异物，压、闷、捂窒息，鱼刺/骨头卡喉） 10=中毒（药品、化学物质、一氧化碳等有毒气体，农药，鼠药，杀虫剂，腐败变质食物除外） 11=电击伤（触电、雷电）　12=他伤/攻击伤
伤害发生地点： 1=户外活动场 2=活动室 3=寝室 4=卫生间 5=盥洗室 6=其他（请说明___）
伤害发生时活动： 1=玩耍娱乐　2=吃饭　3=睡觉 4=上厕所 5=洗澡 6=行走 7=乘车 8=其他（请说明_____）　9=不知道
伤害发生时和谁在一起： 1=独自一人 2=老师 3=小伙伴 4=其他（请说明___） 5=不知道
受伤后处理方式（最后处理方式）： 1=自行处理（保健人员）且未再就诊 2=医疗卫生机构就诊 3=其他（请说明___）
如果就诊，诊断是：_____
因伤害休息多长时间（包括节日、假期及周末）：_____天
转归：1=痊愈　2=好转　3=残疾　4=死亡
简述伤害发生经过（对损伤过程作综合描述）：

附件5

卫生保健资料统计表

表1　儿童出勤统计分析表

托幼机构名称：＿＿＿＿＿＿＿＿＿

年份	月份	在册儿童数（1）	应出勤日数（2）	出勤情况			缺勤原因分析				
				应出勤人次数（3）	实际出勤人次数（4）	出勤率（%）（5）	缺勤人次数（6）	因病	因事	寒暑假	其他
	9月										
	10月										
	11月										
	12月										
	1月										
	2月										
	3月										
	4月										
	5月										
	6月										
	7月										
	8月										

备注：1.出勤率＝（实际出勤人次数/应出勤人次数）×100%；

2.缺勤人次数＝应出勤人次数－实际出勤人次数；

3.各项百分率要求保留小数点后1位。

表2 _____学年（上、下）儿童健康检查统计分析表

托幼机构名称：_____

年龄组	在册人数	体检人数	体检率（%）	体格评价（人数）				血红蛋白			视 力		听 力		龋 齿	
				低体重	生长迟缓	消瘦	肥胖	检测人数	轻度贫血人数	中重度贫血人数	检查人数	视力不良人数	检查人数	听力异常人数	检查人数	患龋人数
0岁~																
1岁~																
2岁~																
3岁~																
4岁~																
5岁~																
6~7岁																
总计																

备注：1.体检率＝（体检人数/在册人数）×100%；

2.某病患病率＝（某病患病人数/检查人数）×100%。

表3 传染病发病统计表

托幼机构名称：_____

年份	月份	在册儿童数	传染病发病数	各类传染病发病人数									
				手足口病	水痘	流行性腮腺炎	猩红热	急性出血性结膜炎	痢疾	麻疹	风疹	传染性肝炎	其他
	9月												
	10月												
	11月												
	12月												
	1月												
	2月												
	3月												
	4月												
	5月												
	6月												
	7月												
	8月												
合计													

表4 膳食营养分析表

一、平均每人进食量 　　　　　　　　　　　　年　　月

食物类别	细粮	杂粮	糕点	干豆类	豆制品	蔬菜总量	绿橙蔬菜	水果	乳类	蛋类	肉类	肝	鱼	糖	食油
数量（g）															

二、营养素摄入量

	热量		蛋白质（克）	脂肪（克）	视黄醇当量（微克）	维生素A（微克）	胡萝卜素（微克）	维生素B_1（微克）	维生素B_2（微克）	维生素C（微克）	钙（微克）	锌（微克）	铁（微克）
	（千卡）	（千焦）											
平均每人每日													
DRIs													
比较%													

三、热量来源分布

四、蛋白质来源

五、膳食费使用：

当月膳食费： 　　　／人

		脂肪		蛋白质			优质蛋白质			本月总收入： 元 本月支出： 元 盈亏： 元 占总收入： %
		要求	现状	要求	现状		要求	动物性食物	豆类	
摄入量	（千卡）					摄入量 （克）				
	（千焦）									
占总热量%		30～35%		12～15%		占蛋白质总量%	≥50%			

附件6

托幼机构卫生评价申请书

  _____：

  本园（所）拟于　　年　月开始招生，依据《托儿所幼儿园卫生保健管理办法》的要求，特向您单位申请对我园（所）进行卫生评估。

  申请单位地址：

  申请单位电话：

申请单位（签章）：

申请人：

申请日期：

附件7

新设立托幼机构招生前卫生评价表

评价内容	分值	评价标准	评价方法	得分	备注
环境卫生	20分	园（所）内建筑物、户外场地、绿化用地及杂物堆放场地等总体布局合理，有明确功能分区（2分） 室外活动场地地面应平整、防滑，无障碍，无尖锐突出物（2分） 活动器材安全性符合国家相关规定（1分） 未种植有毒、带刺的植物（1分）	查看现场		
		室内环境的甲醛、苯及苯系物等检测结果符合国家要求（4分）	查验检测报告		
		室内空气清新、光线明亮（2分） 有防蚊蝇等有害昆虫的设施（2分）	查看现场		
		每个班级有独立的厕所和盥洗室（2分） 每班厕所内有污水池，盥洗室内有洗涤池（2分）			
		盥洗室内有流动水洗手装置（必达项目） 盥洗室内水龙头数量和间距设置合理（2分）	查看现场		
个人卫生	15分	保证儿童每日1巾1杯专用，寄宿制儿童每人有专用洗漱用品（必达项目）	查看现场		
		每班有专用水杯架，标识清楚，有饮水设施（4分） 每班有专用毛巾架，标识清楚，毛巾间距合理（3分） 有专用水杯、毛巾消毒设施（4分）			
		儿童有安全、卫生、独自使用的床位和被褥（4分）			
食堂卫生	10分	食堂获得《餐饮服务许可证》（必达项目）	查验证件		
		园（所）内应设置区域性的餐饮具集中清洗消毒间，消毒后有保洁存放设施（4分） 配有食物留样专用冰箱，有专人管理（3分）	查看现场		
		炊事人员与儿童配备比例：提供每日三餐一点的托幼机构应达1：50，提供每日一餐二点或二餐一点的1：80（3分）	查看资料		

评价内容	分值	评价标准	评价方法	得分	备注
保健室或卫生室设置	20分	设立保健室或卫生室（必达项目） 卫生室需有《医疗机构执业许可证》（必达项目）	查看现场 查验证件		
		保健室面积不少于12平方米（2分）	查看现场		
		保健室设有儿童观察床（2分） 配备桌椅、药品柜、资料柜（3分） 有流动水或代用流动水的设施（2分）			
		配备儿童杠杆式体重秤、身高计（供2岁以上儿童使用）、量床（供2岁及以下儿童使用）、国际标准视力表或标准对数视力表灯箱、体围测量软尺等设备（4分） 配备消毒压舌板、体温计、手电筒等晨检用品（3分）			
		有消毒剂（2分） 配备紫外线消毒灯或其他空气消毒装置（2分）			
卫生保健人员配备	15分	配备符合国家规定的卫生保健人员（必达项目）	查看资料		
		卫生保健工作的第一责任人是托幼机构的法定代表人或负责人（5分）			
		按照收托150名儿童设1名专职卫生保健人员的比例配备（收托150名以下儿童的可配备兼职卫生保健人员）（5分） 卫生保健人员上岗前接受培训并考核合格（5分）			
工作人员健康检查	10分	托幼机构工作人员上岗前经县级以上卫生行政部门指定的医疗卫生机构进行健康检查，并取得《托幼机构工作人员健康合格证》。炊事人员取得《食品从业人员健康证》（10分）	查看证件		

评价内容	分值	评价标准	评价方法	得分	备注
卫生保健制度	10分	建立10项卫生保健制度，并符合实际情况，具有可操作性 1）一日生活制度（1分） 2）膳食管理制度（1分） 3）体格锻炼制度（1分） 4）卫生与消毒制度（1分） 5）入园（所）及定期健康检查制度（1分） 6）传染病预防与控制制度（1分） 7）常见疾病预防与管理制度（1分） 8）伤害预防制度（1分） 9）健康教育制度（1分） 10）卫生保健信息收集制度（1分）	查看资料		

备注：1.托幼机构总分达到80分以上，并且"必达项目"全部通过，才可评价为"合格"。

2.若托幼机构不提供儿童膳食，则不予评价食堂卫生、工作人员健康检查和卫生保健制度的相应部分。托幼机构分数达到剩余项目总分的80%以上，并且"必达项目"全部通过，才可评价为"合格"。

3.如果评价结果为"不合格"，托幼机构应当根据评价报告给予的整改意见和指导，整改后可重新申请卫生评价。

附件8

托幼机构卫生评价报告

_____幼儿园（托儿所）：

根据你园（所）申请，按照《托儿所幼儿园卫生保健工作规范》的卫生评价基本要求，我单位组织专家于　　年　月　日对你园（所）招生前的卫生保健状况进行评价。

评价结果：　　1.合格　　　　　2.不合格

评价意见：

评价单位（签章）：

评价人员：

（此报告一式两份，一份交申请单位，一份由评价单位留存。）

附录三　幼儿健康卫生儿歌

1.我是环保小卫士

你拍一我拍一，不能随便丢垃圾。

你拍二我拍二，爱护花草是好事。

你拍三我拍三，不能随地来吐痰。

你拍四我拍四，公共设施莫涂字。

你拍五我拍五，防风放沙多种树。

你拍六我拍六，不让清水白白流。

你拍七我拍七，节约用电要牢记。

你拍八我拍八，保护动物人人夸。

你拍九我拍九，废旧电池不乱丢。

你拍十我拍十，我是环保小卫士。

2.小朋友爱清洁

小鸭叫，嘎嘎嘎，

叫我经常剪指甲。

小鸡叫，叽叽叽，

叫我别忘擦鼻涕。

小狗叫，汪汪汪，

叫我常常换衣裳。

3.洗手歌

小手拍拍小手拍拍，

用餐之前把手洗来，

为了健康要学勤快，

手心擦擦手背擦擦，

不让细菌手上安家，

不再生病乐呀哈哈，

小手拍拍小手拍拍，

爱讲卫生把手洗来，

水花夸我乖呀乖呀，

手心擦擦手背擦擦，

小小手指你要听话，

干干净净笑呀哈哈。

4.漱口

手拿小茶杯，

喝口清清水，

抬起来，闭上嘴，

咕噜咕噜吐出水。

5.洗手歌

小朋友，来洗手，

轻轻拧开水龙头；

先湿手，打肥皂，

关上龙头再搓手；

搓搓手心搓手背，

指甲缝要抠一抠，

十指交错擦擦掌，

拇指为轴转转手；

重开龙头接水流，

冲净双手关龙头；

擦干双手病菌溜；

小手洗得白加净，

不生疾病好心情。

6.拍手歌

你拍一，我拍一，天天早起练身体。

你拍二，我拍二，天天都要带手绢。

你拍三，我拍三，洗澡以后换衬衫。

你拍四，我拍四，消灭苍蝇和蚊子。

你拍五，我拍五，有痰不要随地吐。

你拍六，我拍六，瓜皮果核不乱丢。

你拍七，我拍七，吃饭细嚼别着急。

你拍八，我拍八，勤剪指甲常刷牙。

你拍九，我拍九，吃饭以前要洗手。

你拍十，我拍十，脏的东西不要吃。

7.学擦脸

小毛巾，手中拿，

吃完饭，擦擦脸。

嘴巴周围抹几圈，

再把毛巾翻个面，

脸蛋小手都擦遍，

毛巾放到脸盆边。

8.穿上衣

小朋友，看仔细，

一件毛衣四个洞，

一个大洞洞，

两个小洞洞，

还有个中洞洞，

穿毛衣，要留心，

先套大洞洞，

再套中洞洞，

最后小手伸伸小洞。

9.玩具玩具我爱你

小玩具真有趣，

天天和我做游戏，

轻轻拿轻轻放，

脏了给你洗一洗，

玩具玩具我爱你，

我们天天在一起。

10.饭前要洗手

小脸盆，水清请，

小朋友们笑盈盈，

小手儿，伸出来，

洗一洗，白又净，

吃饭前，先洗手，

讲卫生，不得病。

11.小手绢

小手绢，四方方，

天天带在我身上。

又擦鼻涕又擦汗，

干干净净真好看。

12.睡午觉

枕头放放平，

花被盖盖好。

小枕头，小花被，

跟我一起睡午觉，

看谁先睡着。

13.别咬手指头

有的小朋友，

爱咬手指头，

细菌从口入，

得病全家愁。

14.睡午觉

小花被，已铺好，

大家快来睡午觉，

小明不会脱衣服，

小红快快来帮忙，

慢慢脱，别着急，

脱下还要叠整齐，

养成生活好习惯，
人人见了都欢喜。

15.睡觉姿势儿歌

睡觉不要摆"大"字，
多不雅观要注意。
手放胸口不太好，
噩梦喜欢来找你。
平卧姿势最最好，
右边侧卧也可以。
只是左侧莫睡久，
这对身体没有利。

16.不挑食

我学小兔吃青菜，
我学小鸭吃鱼虾，
不挑不拣样样吃，
个子长得高又大。

17.爱吃青菜好宝宝

宝宝乖，宝宝乖，
宝宝喜欢吃青菜。
绿菠菜，脆黄瓜，
胡萝卜，嫩白菜。
多吃青菜长得快！

18.爱惜粮食

小小一粒米，
种它不容易，
小朋友们要爱惜，
吃饭不要掉饭粒。

19.洗澡歌

小朋友，爱洗澡，
讲卫生，懂礼貌。

见了同学要微笑，
见了长辈要问好。
遵守纪律很重要，
勤奋学习是诀窍。

20.勤理发

我们小朋友，
从小勤理发，
个个爱整洁，
真是好娃娃。

21.起床歌

小朋友，起早早，
不拖时间睡懒觉。
洗脸刷牙讲卫生，
早餐一定要吃好。
整整齐齐去上学，
老师夸我好宝宝。

22.喝水歌

小朋友，来喝水，
一个一个排好队。
每人一个小水杯，
不是衣服不玩水。

23.剪指甲

小剪刀，咔嚓嚓，
大家都来剪指甲，
指甲长了藏病菌，
咱们坚决消灭它。

24.讲卫生

太阳眯眯笑，
我们起得早。
手脸洗干净，

刷牙不忘掉。

饭前洗洗手，

饭后不乱跳。

清洁又卫生，

身体长得好。

25.保护眼睛

小眼睛，要爱护，

风扬尘，护眼睛，

尘埃进入需冷静，

轻柔慢擦手洗净，

情况严重找医生。

26.饮食小儿歌

细小物，注意玩，

千万别往口中含，

一旦下肚有麻烦，

快找医生莫拖延。

饥饿时，嘴莫馋，

吃饭之前洗手脸，

细嚼慢咽成习惯，

这样身体才康健。

吃零食，坏习惯，

不分场合和时间，

三心二意分精力，

别人觉得也讨厌。

27.讲卫生、勤洗手

拍皮球，捉迷藏，

回家别忘把手洗。

饭前洗，便后洗，

养成习惯靠自己。

小肥皂，在手里，

手心手背认真搓，
打出泡沫冲干净。
洗完小手甩一甩，
干干净净我第一。